沪上名医话健康

白 冲 黄海东 董宇超 主编

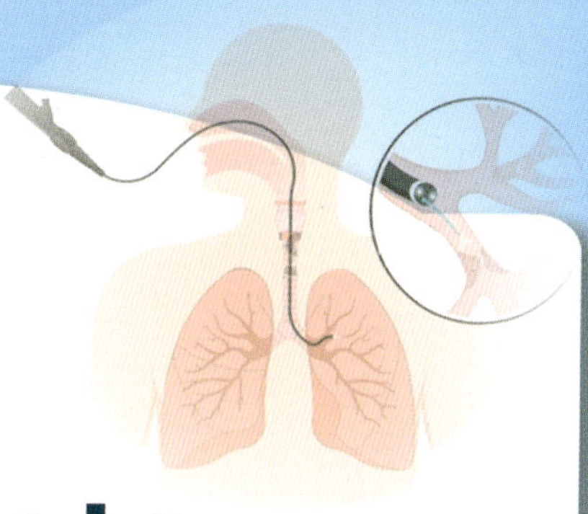

名医谈支气管镜

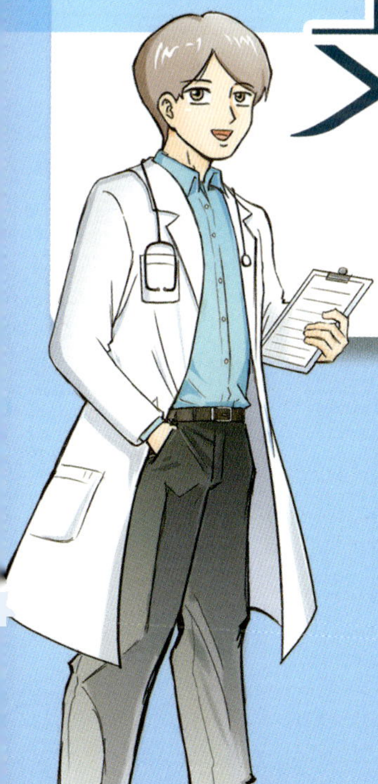

上海科学普及出版社

图书在版编目（CIP）数据

名医谈支气管镜 / 白冲，黄海东，董宇超主编. 上海：上海科学普及出版社，2025. 5. —（沪上名医话健康）. ISBN 978-7-5427-8993-8

Ⅰ. R768.1

中国国家版本馆 CIP 数据核字第 2025HA0527 号

策　　划　潘　新
装帧设计　赵　斌
责任编辑　李　蕾

沪上名医话健康

名医谈支气管镜

白　冲　黄海东　董宇超　**主编**
上海科学普及出版社出版发行
（上海中山北路 832 号　邮政编码 200070）
http：//www.pspsh.com

各地新华书店经销　广东虎彩云印刷有限公司印刷
开本 787 × 1092　1/16　印张 8.75　字数 100 000
2025 年 6 月第 1 版　2025 年 6 月第 1 次印刷

ISBN 978-7-5427-8993-8　定价：39.80 元

《名医谈支气管镜》编委会

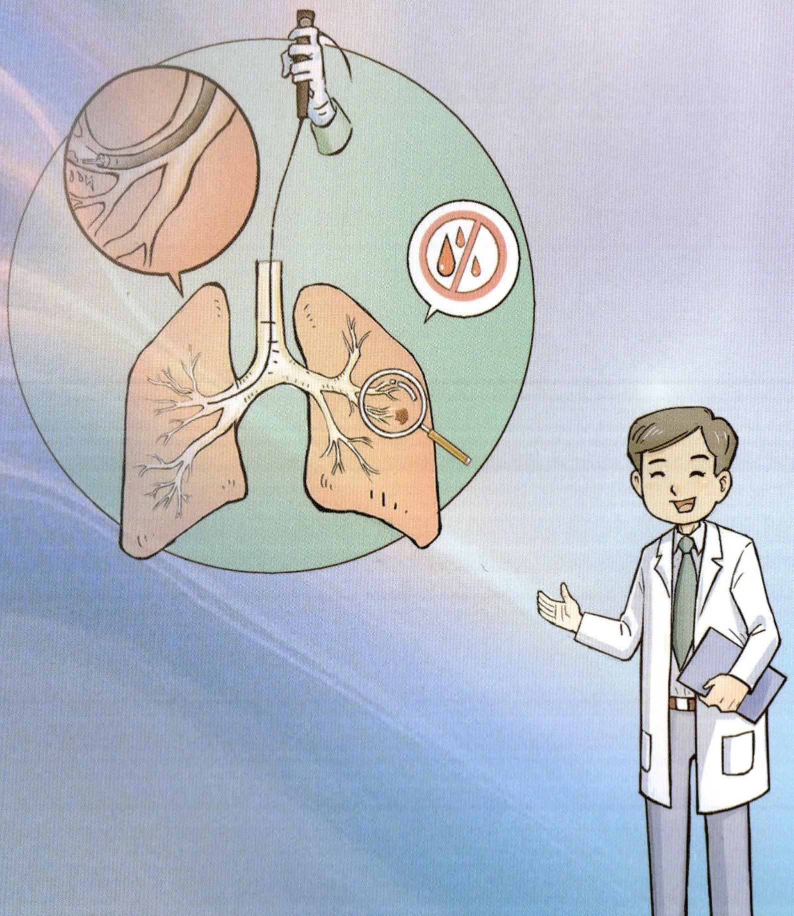

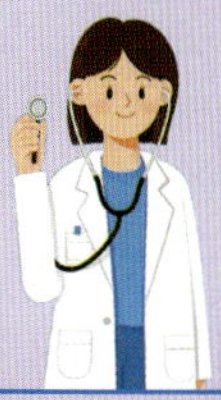

序

向“健康中国”目标阔步迈进

《“健康中国 2030”规划纲要》提出：“健康是促进人的全面发展的必然要求，是经济社会发展的基础条件。实现国民健康长寿，是国家富强、民族振兴的重要标志，也是全国各族人民的共同愿望。”当前，我们需要解决的关键问题之一是健康服务供给总体不足和需求不断增长之间的矛盾。

近年来，临床医学研究取得了显著进展，特别是内镜技术，因其几乎可以应用于全身各脏器、器官，且具有微创、高效的特点，在诊断和治疗领域发挥着极其重要的作用。在临床上，已普遍将胃镜、肠镜作为健康体检的重要手段，极大地促进了消化道肿瘤、炎症等多种疾病的早期发现和治疗，有力推动了“健康中国”的建设。

目前，民众对胃镜、肠镜已比较熟悉，但由于种种原因，对支气管镜知之甚少；而支气管镜近几年发展迅速，已成为呼吸系统疾病诊断和治疗中的关键技术。支气管镜诊疗技术的快速发展与民众认知的相对滞后之间存在巨大差距。因此，《名医谈支气管镜》的出版，旨在让民众更多地了解支气管镜，缓解“供”与“需”之间的矛盾。

我非常欣喜地看到，长海医院呼吸与危重症医学科牵头，携手国内众多在支气管镜诊疗临床一线工作的中青年呼吸内镜专家，共同参与了本书的编写。他们凭借丰富的临床经验，以开放、问答式及图文并茂的呈现方式，为民众答疑解惑。相信本书的出版，必将为“健康中国”的建设贡献一份力量。

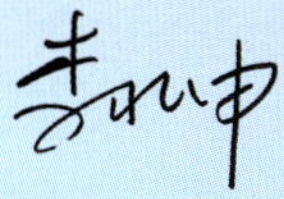

中国工程院院士

中国医师协会内镜医师分会会长

2024 年 11 月 15 日

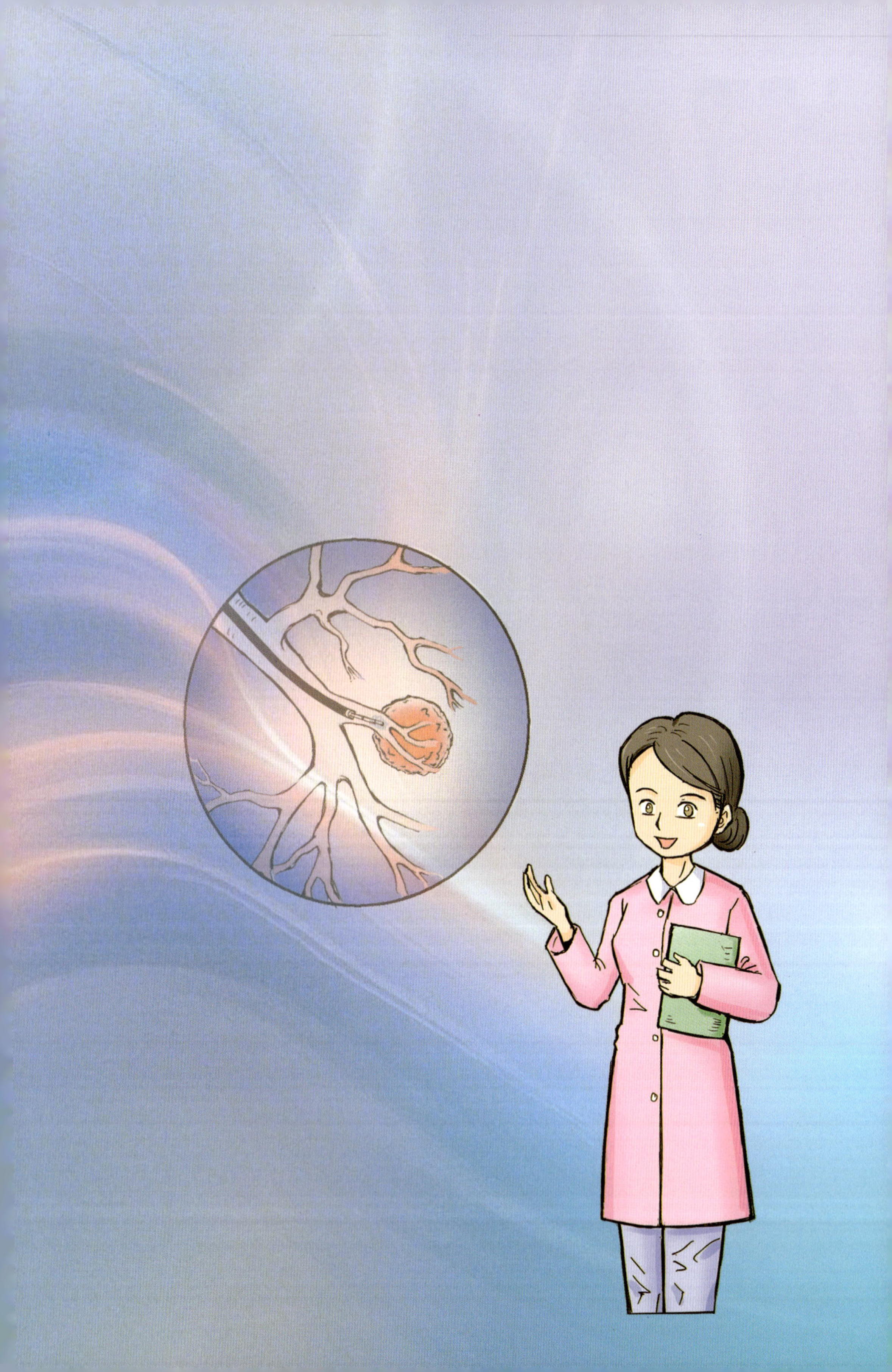

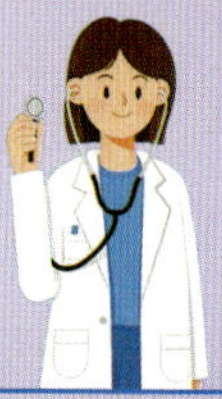

前　言

1897 年，德国医生古斯塔夫报道了 1 例用硬质气管镜从青年男性气道中取出骨性异物的案例，开创了气管镜在气道内应用的历史先河。1964 年，日本科学家池田茂人发明了可弯曲支气管镜，并将其应用于临床上。经过 120 多年的发展，如今支气管镜技术已成为诊断和治疗肺、支气管疾病极其重要的一项技术方法。然而，由于种种原因，广大民众，甚至一些非呼吸专科的医务人员对呼吸介入的了解也并不深入。支气管镜技术不用于常规体检，只有当患者出现不适，且医生考虑可能存在肺或气道疾病时，才会采用此技术进行诊断和治疗。患者因担心自己患病，同时又不了解支气管镜的检查和治疗过程，往往会焦虑、不安甚至恐慌。因此，我们编写科普读物《名医谈支气管镜》，旨在让广大读者对支气管镜检查和治疗有一个初步的了解，从而减轻由陌生治疗技术方法所带来的焦虑和不安。

本书主要采取问答的写作方式，共包含 100 个问题，并配有相应的插图和短视频，全面介绍了支气管镜的适应证、禁忌证、操作方法、麻醉、护理注意事项等内容，使读者能较全面了解支气管镜检查和治疗的相关知识。

我们希望本书的科普效应，能让大家了解支气管镜这一“既陌生又古老的技术”。

编　者

2024 年 11 月 15 日

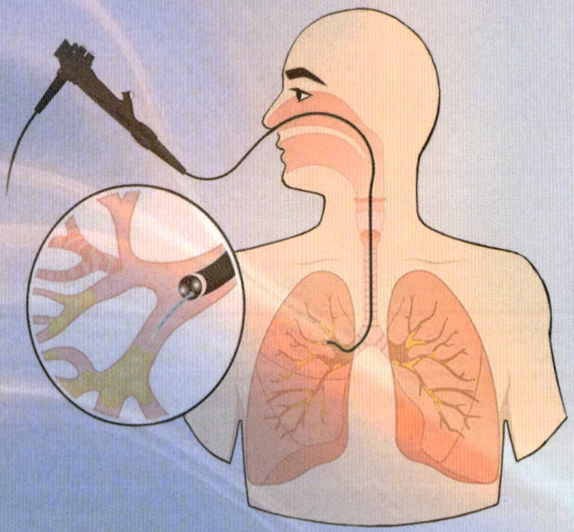

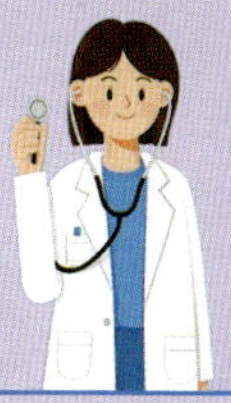

目　录

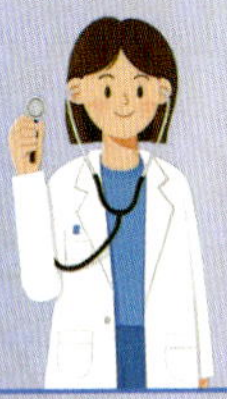

目　录

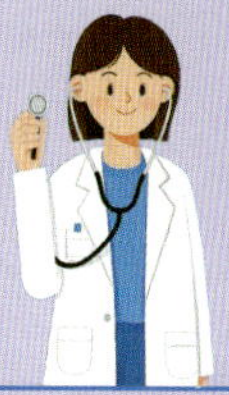

目　录

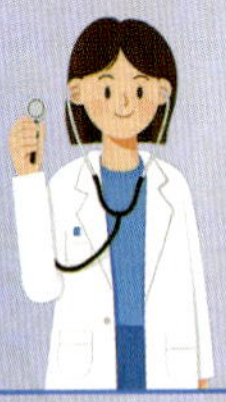

目 录

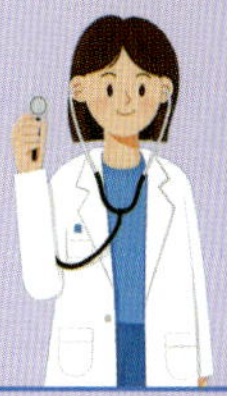

目　录

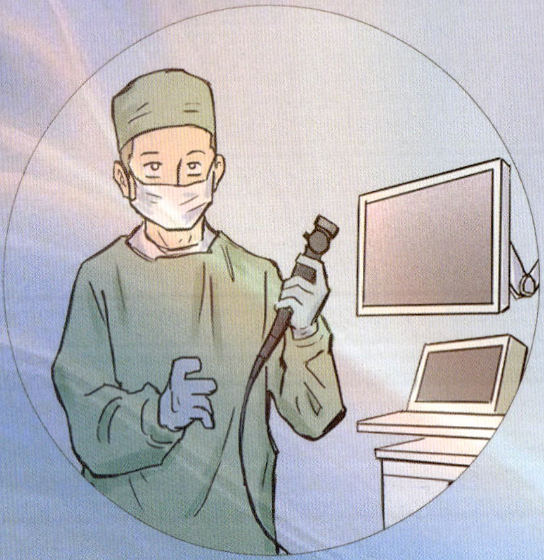

1

第一章

支气管镜操作的适应/禁忌证

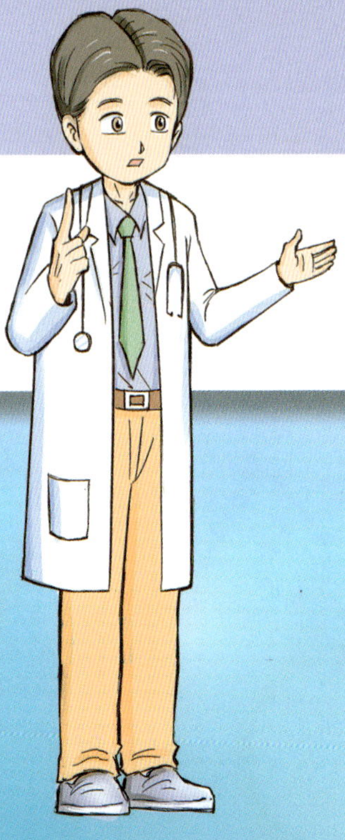

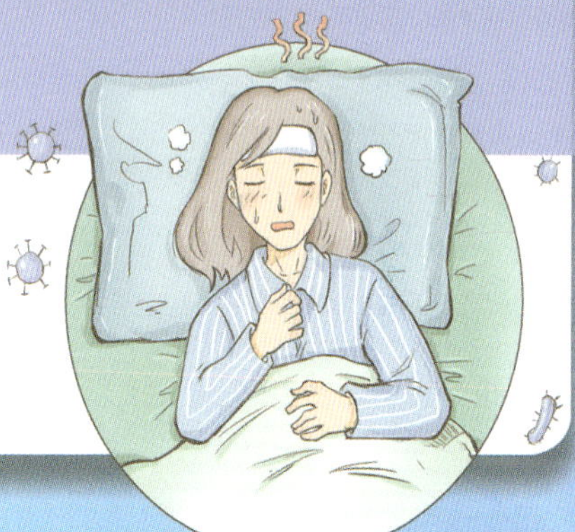

1. 什么是支气管镜检查?

想必大家都知道胃镜检查或者肠镜检查。胃镜，是一种细细长长的、可以弯曲的镜子，通过口腔进入胃里，对胃内的情况进行探查，看看有没有胃炎，有没有肿瘤，等等；肠镜，也是一种细细长长的、可弯曲的镜子，通过肛门进入肠道内进行探测和检查，以发现肠道内的炎症、肿瘤等异常情况。

我们通常所说的支气管镜检查，其过程与胃镜或肠镜相似，是将一种细细长长的、可以弯曲的镜子，通过口腔或鼻腔进入气管、支气管内，以观察呼吸系统是否存在问题，如炎症、肿瘤等。

其实，支气管镜分成硬质支气管镜和可弯曲支气管镜。硬质支气管镜是一个金属的硬直管状器械，一般用于气道内病变的治疗，如取出气道异物、解决气道狭窄、放置气道硅酮支架等。而电子支气管镜或纤维支气管镜，是一种软的、可弯曲的镜子，镜子的管径直径比较细，一般是 3.0 ~ 6.0 mm。

尽管支气管镜很细，但它配备了光源、摄像头、工作孔道和吸引孔道。通过光源可以照亮气道，便于医生观察和操作；通过摄像头，可以将气道内的情况拍摄下来，并同步转播到大屏幕上，使操作医生清晰地看到腔内的情况和问题，也便于医生讨论和制定治疗方案；通过工作孔道，医生可以将各种检查用的和治疗用的器械放置进去，进行各种检查和治疗操作；通过吸引孔道，可以将气道内的痰、分泌物、血等液体吸引出来，保持气道通畅，确保支气管镜视野清楚。

支气管镜检查已是诊断和治疗呼吸系统疾病的一个极为重要的方法。

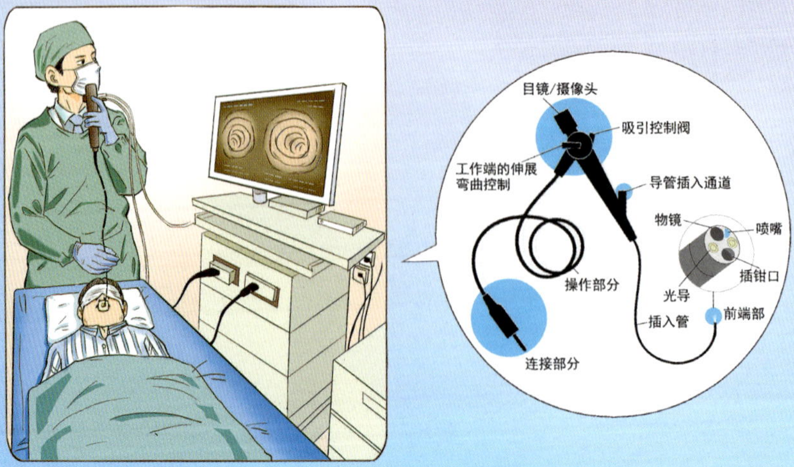

2. 为什么要做支气管镜检查?

对于呼吸系统的疾病，我们往往是采取胸部 CT 或 X 线等影像学检查。胸部影像学可以为医生提供很多有用的信息，如肺内最常见的炎症、肿瘤、支气管扩张等疾病，都可以通过 CT 影像学信息来诊断。而另一些肺部疾病，如支气管哮喘、慢性阻塞性肺病，则通常通过肺功能检查来明确气道或肺部存在的具体问题。对于肺部细菌或真菌感染，我们可以通过痰液化验，如痰培养、痰找结核杆菌、痰真菌涂片或培养等方法来确诊。此外，通过血液化验也往往能提供对诊断有帮助的重要信息。因此，支气管镜并非肺和气道疾病的首选检查手段。

只有当这些影像学、肺功能检查或痰液检验等方法无法明确呼吸系统疾病的性质时，才需要考虑进行支气管镜检查。而对于气道内或肺内的一些疾病，我们也可以通过支气管镜进行治疗，以达到治愈疾病的目的。另外，如果常规治疗无法改善症状，我们也可能需要用支气管镜来进一步帮助明确诊断。

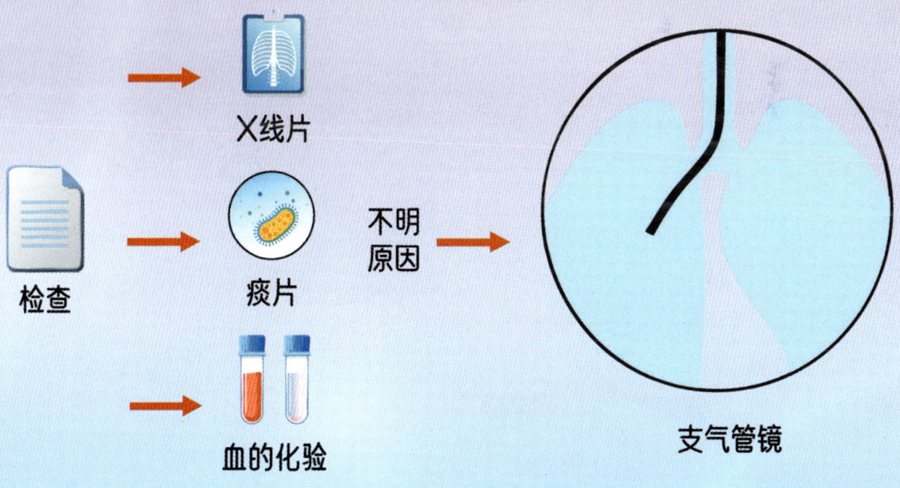

3. 什么情况下要做支气管镜检查?

支气管镜并非肺和气道疾病的首选检查手段，但在某些情况下，进行支气管镜检查却是非常必要的。

（1）支气管镜用于诊断方面

① 不明原因的咯血。尤其是对于 40 岁以上、持续 1 周以上咯血或痰中带血的患者。支气管镜检查有助于明确出血部位和出血原因。

② 不明原因的慢性咳嗽。支气管镜对于诊断支气管结核、气道良性和恶性肿瘤、异物吸入等具有重要价值，但对于支气管扩张等慢性炎性疾病的诊断价值相对有限。

③ 不明原因的局限性哮鸣音。支气管镜有助于查明气道狭窄的部位、性质、范围及程度。

④ 不明原因的声音嘶哑。声音嘶哑可能是因为喉返神经受累引起的声带麻痹或气道内新生物等所致。

⑤ 高度怀疑有气道内肿瘤。特别是痰中发现癌细胞或疑癌细胞的患者。

⑥ 胸部 X 线或 CT 检查异常者。如肺不张、肺部块影、阻塞性肺炎、肺炎不吸收、肺部弥漫性病变、肺门或纵隔淋巴结肿大、气管支气管狭窄以及原因未明的胸腔积液等。

⑦ 肺癌患者术前检查。对于已诊断为肺癌并决定行手术治疗的患者，术前进行支气管镜检查对指导手术范围及估计预后有参考价值。

⑧ 胸部外伤。如怀疑有气管支气管裂伤或断裂，支气管镜检查常可明确诊断。

⑨ 肺或支气管感染性疾病。包括免疫抑制患者支气管肺部感染的病因学诊断，如通过气管吸引、保护性标本刷或支气管肺泡灌洗获取标本进行培养等。

⑩ 食管气管瘘。对怀疑有食管气管瘘的患者，可以通过支气管镜检查来确诊。

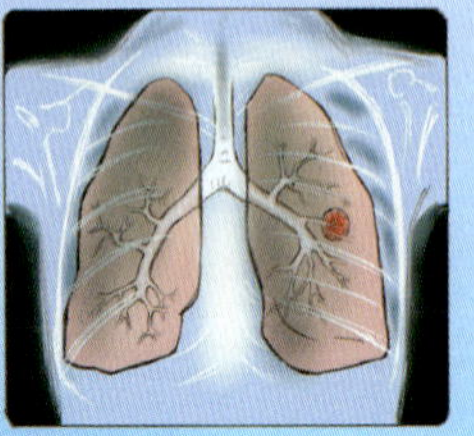

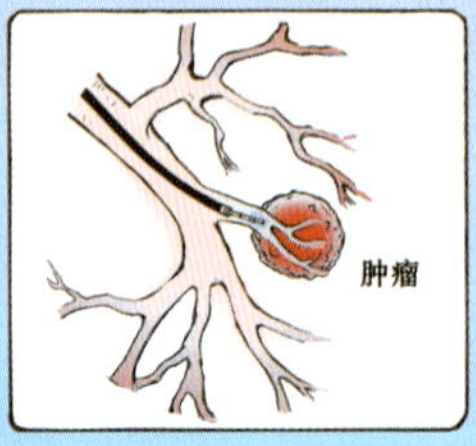

（2）支气管镜用于治疗方面

①气道内异物。可以通过支气管镜取出异物。

②气道内异常分泌物。支气管镜可以清除包括痰液、脓栓、血块等在内的气道内分泌物。

③肺或支气管内出血。在支气管镜检查中明确咯血患者出血部位后可通过支气管镜施行局部止血，如灌注冰盐水、注入凝血酶溶液或稀释的肾上腺素溶液等。

④气道或肺部肿瘤。可以通过支气管镜进行激光、微波、冷冻、高频电刀等治疗，也可以经支气管镜进行局部放疗或局部注射化疗药物。

⑤引导气管插管。对于插管困难的患者，可以通过可弯曲支气管镜引导，进行气管插管。

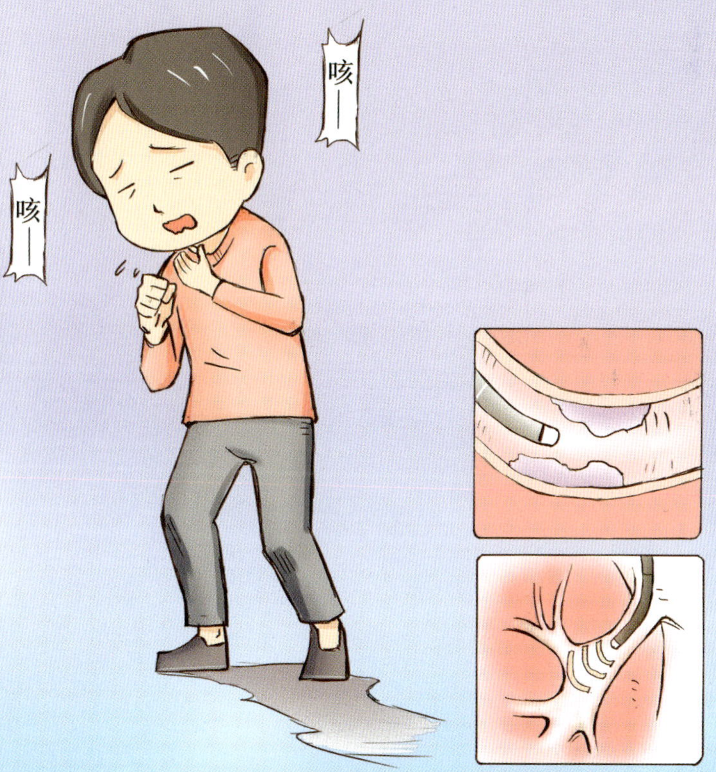

扫码看视频 1　各种支气管镜　应对不同肺部疾病

4. 什么情况下不建议做支气管镜检查?

支气管镜检查现已积累了丰富的实践经验，因此其禁忌范围亦日趋缩小，或仅局限属于相对禁忌情况。但在下列情况下行支气管镜检查，患者发生并发症的风险显著高于普通人群。因此，应慎重权衡利弊，再决定是否采用支气管镜检查。

① 活动性大咯血。支气管镜检查过程中若麻醉不充分，可引起患者咳嗽，有可能加剧咯血；而支气管镜的管腔较小，难以有效地将气道内大量的血液及时吸引出来，严重时可致窒息死亡。此外，在活动性大咯血时，支气管树内大部或全部区域均可见鲜红血液，难以确定出血部位。因此，目前多不主张在活动性大咯血时进行支气管镜检查。

② 严重心、肺功能障碍。

③ 严重心律失常。

④ 全身情况极度衰竭。

⑤ 不能纠正的出血倾向，如凝血功能严重障碍。

⑥ 严重的上腔静脉阻塞综合征。因支气管镜检查易导致喉头水肿和严重出血。

⑦ 新近发生心肌梗死，或有不稳定心绞痛。

⑧ 高度怀疑有主动脉瘤。

⑨ 严重气管狭窄。预计支气管镜不易通过，且可导致严重的通气受阻。

⑩ 尿毒症。活检时可能发生严重出血。

⑪ 严重的肺动脉高压。活检时可能发生严重出血。

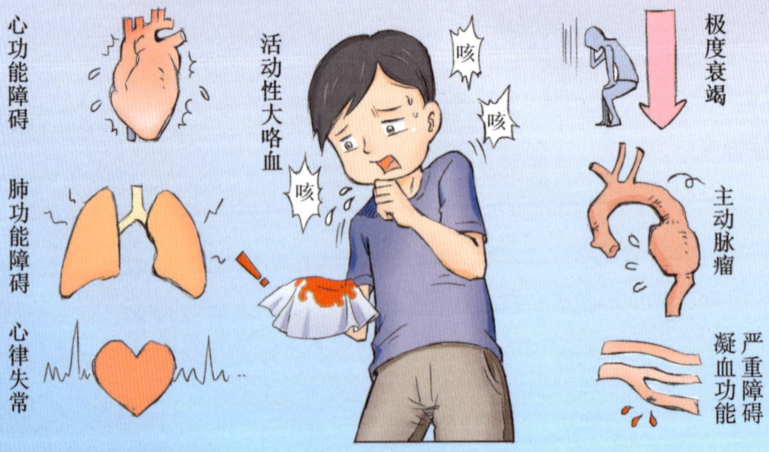

5. 支气管镜检查有哪些风险?

支气管镜目前在临床上应用日益广泛。随着支气管镜检查技术的发展、检查治疗器械的不断改进，以及并发症防范意识的逐步提高，支气管镜检查和治疗的并发症发生率已相对较低，大约为 0.3%，较严重的并发症发生率约为 0.1%，且往往能及时得到控制，死亡率仅为 0.01%。但近年来检查治疗指征的适当放宽，特别是针对年老体弱、危重急症如心肌梗死、严重外伤等患者开展的床边支气管镜检查，导致一些严重的并发症时有发生，这应引起我们足够的重视。

目前常见的并发症及其预防和处理措施包括：

（1）麻醉药物过敏或过量

如出现明显的过敏反应，应立即停用该麻醉药物。气道注入麻醉药后约有 30% 会被吸收至血液循环，因此麻醉药物用量不宜过多。对发生严重过敏反应或出现不良反应的患者，应立即对症处理，如使用血管活性药物、抗抽搐药物；对心跳过缓的患者，应及时使用阿托品；对心跳停止的患者，需立即进行人工心肺复苏术。

（2）插管过程中发生心跳骤停

多见于原有严重的器质性心脏病的患者，或麻醉不充分、强行气管插入的患者。一旦发生应立即拔出支气管镜，并就地施行人工心肺复苏术。

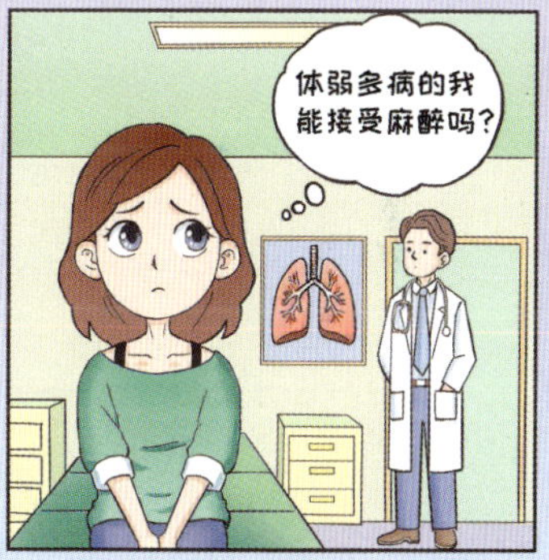

（3）喉痉挛或喉头水肿

多见于插管不顺利，或麻醉不充分的患者，大多在拔出支气管镜后病情可缓解。对于症状严重的患者应立即给予吸氧、抗组胺药物治疗，必要时静脉给予糖皮质激素。

（4）严重的支气管痉挛

多发生在哮喘急性发作期进行检查的患者，此时应立即拔出支气管镜，按哮喘严重发作的处理流程处理。

（5）术后发热

多见于年龄较大的患者，在排除组织损伤等因素后，应酌情应用抗生素治疗。

（6）缺氧

支气管镜检查过程中动脉血氧分压（PaO_2）下降十分常见，一般下降20 mmHg（1 mmHg = 0.133 kPa）。因此，对于原本就缺氧的患者，应在给氧条件或在高频通气支持条件下进行支气管镜检查。

（7）出血

患者在经支气管镜活检后常会有不同程度的出血。少量出血经吸引后可自行止血，或使用肾上腺素 2 mg+生理盐水 20 mL 经支气管镜进行局部止血（一般灌注 5 ~ 10 mL）。出血量大于 50 mL 时，必须高度重视，并采取积极的止血措施。

为了减少并发症的发生，除了严格掌握支气管镜检查的适应证外，支气管镜检查单位应该配备监护措施（如氧饱和度和心电监护仪）、有效的抢救药品和器械（如气管插管、手压呼吸气囊等）。

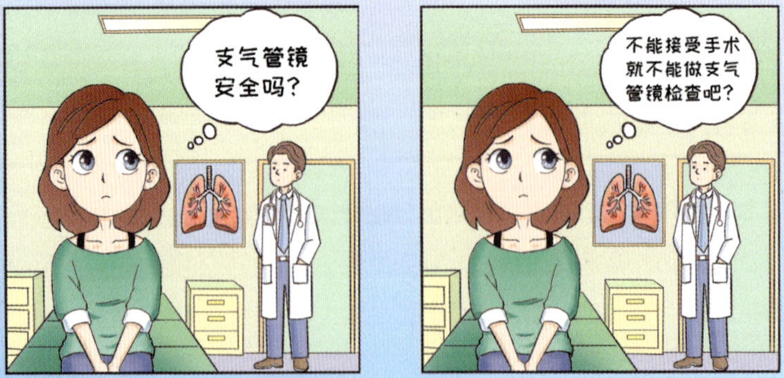

6. 支气管镜检查对老年人 / 儿童有何特殊考虑?

支气管镜检查前除常规完善血常规、凝血功能、心电图等相关检查外，还需要禁食、禁水，以防检查中出现呕吐、误吸等意外。此外，老年人和儿童作为特殊人群，更需要关注以下情况。

（1）老年人注意事项

① 检查前：老年人身体机能逐渐衰退，可能伴有多种慢性疾病，在支气管镜检查前，一定要做好充分的准备。首先，医生要全面评估老年人的身体状况，包括心肺功能、血压、血糖等指标。同时，还需要详细询问病史，了解其药物过敏史、呼吸道疾病史、假牙情况、听力状况和配合能力，以便制定个性化的检查方案。

② 检查过程中：医生要密切关注老年人的生命体征，如心率、血压、呼吸等。由于老年人对刺激的耐受性相对较低，医生应更加轻柔地操作支气管镜，尽量减少支气管镜检查对其带来的不适。如果老年人听力不佳或配合度不高，医护团队需格外关注操作过程中与患者的沟通。同时，操作团队中要配备有专业的急救设备和人员，确保在出现意外情况时能够及时处理。

③ 检查后：老年人需要在观察室休息一段时间，待其身体状况稳定后再离开。术后患者可能会出现短暂的咽部不适、咳嗽等症状，一般会逐渐缓解。家属要注意观察老人的身体变化，如有异常应及时告知医生。

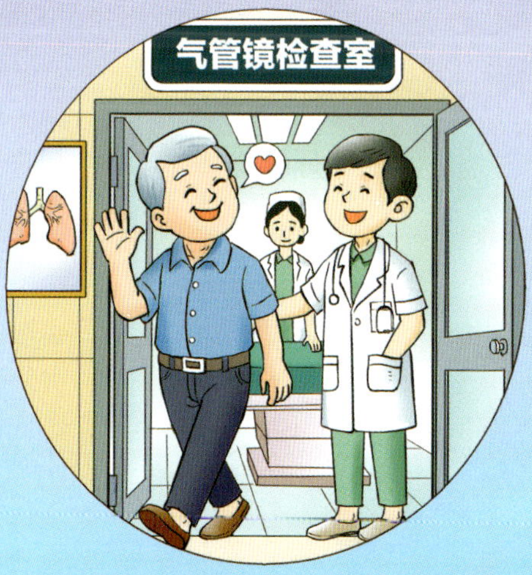

（2）儿童注意事项

① 安抚孩子情绪，减少恐惧。检查前通过合适的方式进行安抚，如用简单易懂的语言讲解操作过程或者用玩具转移注意力；检查过程中，孩子要配合医生指令保持合适的体位（通常是仰卧位），以便医生操作支气管镜。

② 低龄儿童配合度差，需要麻醉医生充分评估后给予相应的麻醉方式。

③ 选择合适的支气管镜型号：因儿童气道内径相对较小，要选择适合儿童的支气管镜，以避免造成气道损伤。

④ 儿童呼吸储备功能较弱，检查后应格外关注呼吸情况，预防喉头水肿等并发症的发生。

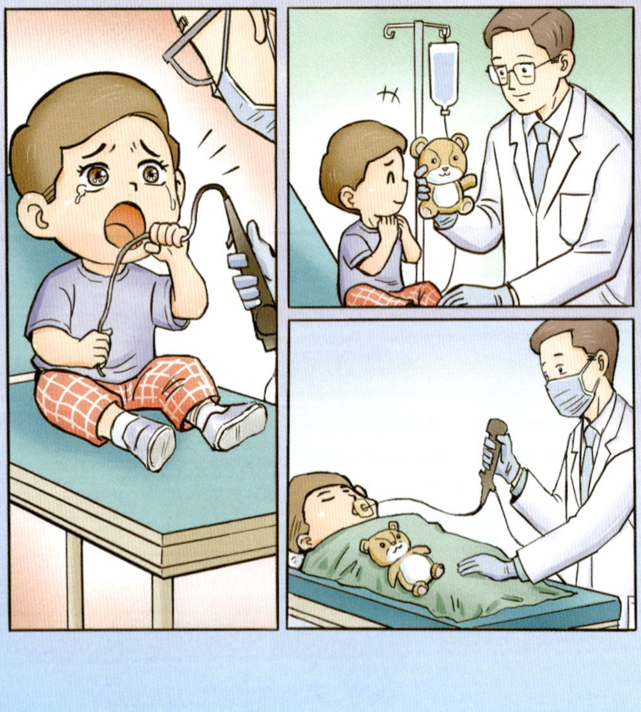

7. 女性生理期对支气管镜检查有影响吗?

女性生理期进行支气管镜检查通常不会受到直接的影响。不过，女性生理期可能会有轻微的凝血功能变化；同时，女性生理期的身体抵抗力可能有所下降，进行支气管镜检查时，感染风险可能略有增加。因此，非生理期做支气管镜检查更理想。但如果患者病情紧急，需要马上检查，可在检查前向医生说明自己是否处于生理期，以便医生在检查过程中特别注意出血等情况。同时，患者应注意保暖，避免着凉和过度劳累，以防止经期不适症状加重。

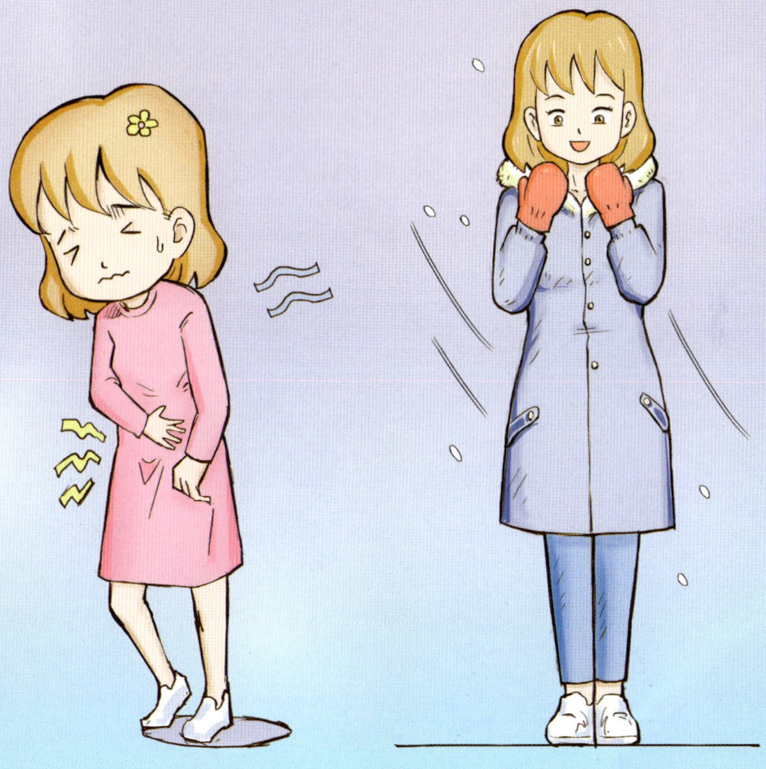

8. 孕妇可以做支气管镜检查吗?

孕妇在必要情况下可以做支气管镜检查，但此检查可能会对孕妇和胎儿带来一定风险。

在孕早期（怀孕前 12 周），胎儿器官正处于高度分化、形成阶段，很容易受到外界因素干扰。支气管镜检查可能会刺激子宫，增加流产风险。检查过程中使用的麻醉药物、止血药物等也可能影响胎儿器官发育。在孕晚期（怀孕 28 周及以后），进行支气管镜检查可能会诱发早产，并且由于孕妇的身体负担较重，检查时的风险也会相应增加。相对而言，孕中期胎儿相对稳定，子宫对刺激的敏感度稍低，这个时期进行检查对胎儿的影响通常比孕早期和孕晚期要小，但仍然存在风险。

如果孕妇的病情严重，或医生怀疑孕妇有严重的肺部感染、气道阻塞等情况，不做检查及相应的治疗可能会对孕妇健康产生巨大威胁时，应在充分权衡利弊并采取必要的防护措施后，谨慎地进行支气管镜检查。

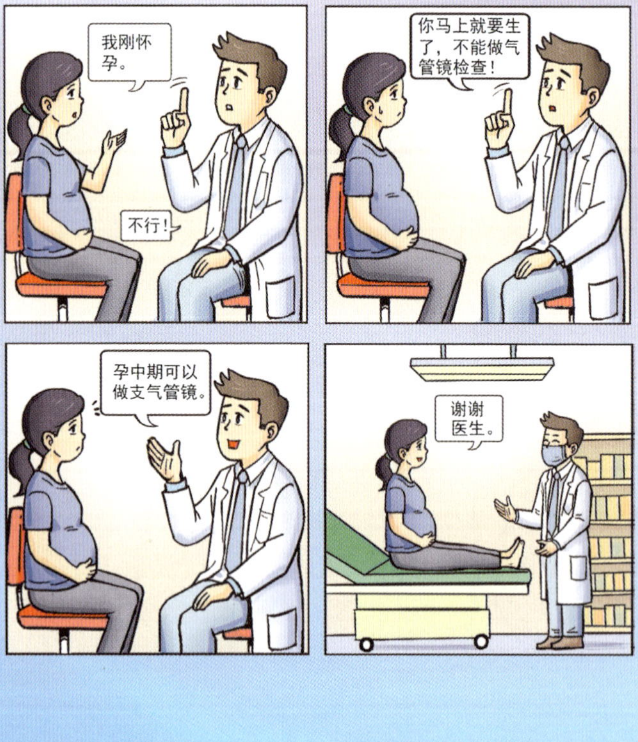

9. 胸部 CT 已经发现问题了，为什么还要做支气管镜检查?

胸部 CT 和支气管镜检查是互补的。胸部 CT 能发现肺部的形态、大小、密度等结构变化，如肺部结节、肿块、炎症区域或胸腔积液等，但它无法直接观察气管和支气管内部的细微病变情况。

支气管镜检查则可以深入气道内部，直接观察气管、支气管黏膜的炎症、出血、异物或肿瘤等情况。在检查过程中，对于可疑病变，医生可通过活检钳夹取组织样本，或进行刷检、灌洗等操作，以获取组织或细胞样本进行病理、病原微生物等检查。这些操作对于明确病变性质、探究病因以及制定治疗方案都至关重要。

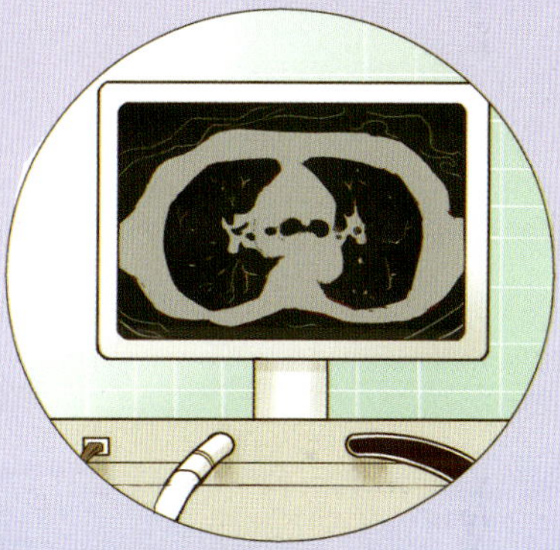

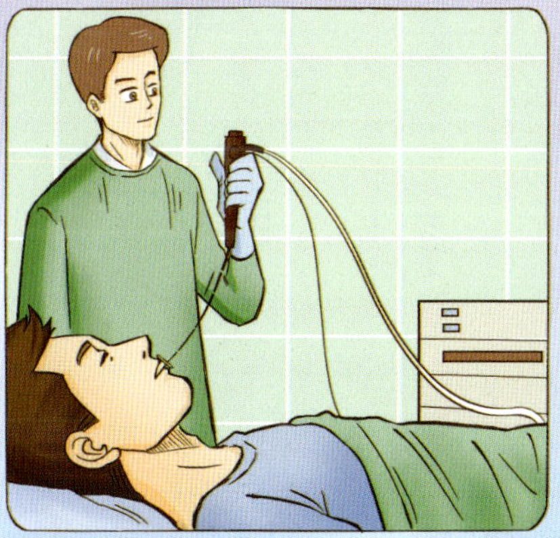

10. 咳嗽时能做支气管镜检查吗?

咳嗽时是否可以做支气管镜检查，需根据具体情况具体分析。如果是轻微咳嗽，通常不影响支气管镜检查的正常进行，可以做支气管镜检查。但如果是剧烈咳嗽，可能会干扰检查过程。因为支气管镜检查需要将支气管镜通过患者的鼻腔或口腔插入气管和支气管管腔内，剧烈咳嗽会使得支气管镜插入变得困难，增加检查的难度和风险，甚至可能导致检查器械对气道造成损伤。此外，剧烈咳嗽可能是气道高反应性或其他严重疾病的表现，因此需要先对咳嗽进行评估和适当处理，待咳嗽缓解后，再考虑做支气管镜检查。

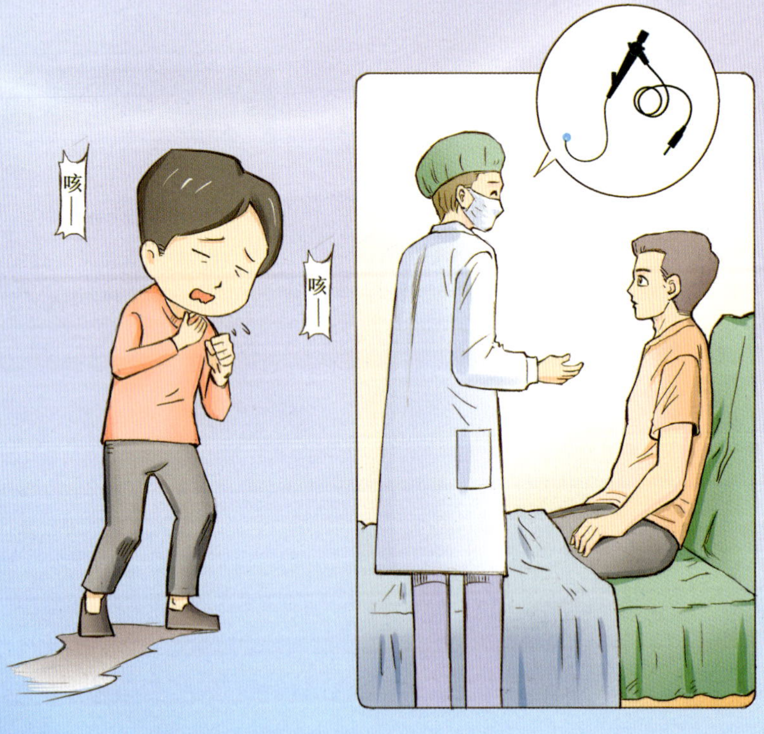

11. 有发热症状时可以做支气管镜检查吗?

这需要根据患者的具体情况来判断。

如果患者病情稳定、身体状况许可，支气管镜检查是比较好的选择。因为及时检查有助于尽早诊断并及时开展针对性治疗。

如果发热是由严重感染、全身炎症反应综合征等情况引起，患者身体比较虚弱，或者发热原因不明且没有紧急需要通过支气管镜检查来明确诊断，此时做支气管镜检查可能会加重患者的不适，增加感染扩散的风险，或者因患者无法耐受而导致检查不能顺利完成。在这种情况下，暂时不做支气管镜检查可能更为合适。最好先控制发热，改善患者身体状况后，再考虑是否做支气管镜检查。

如果重症患者同时伴有发热的情况，尽早准确诊断疾病才是挽救生命的关键。在这种情况下，还是有必要进行支气管镜检查的。检查前需要充分评估患者的心肺功能、凝血功能等基本情况；检查过程中密切监测患者的生命体征，如心率、血压、血氧饱和度等，检查后应加强观察和护理，尽量减少检查可能给患者带来的不良影响。

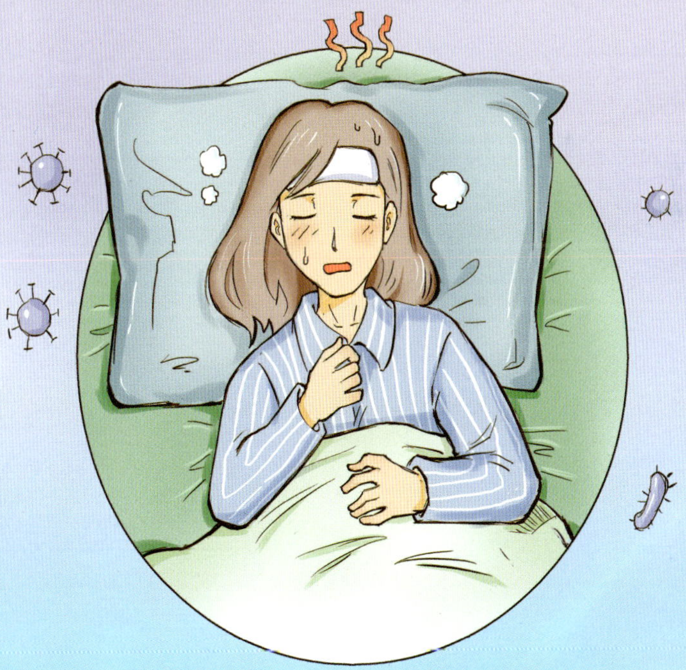

12. 鼻腔或口腔溃疡会影响支气管镜检查吗？

鼻腔或口腔溃疡可能会对支气管镜检查产生一定影响。

如果鼻腔有溃疡，在支气管镜经鼻插入时，可能会引起疼痛，且容易导致鼻腔黏膜破损、出血，也会增加患者的不适感。至于口腔溃疡，虽然支气管镜通常不从口腔溃疡处插入，但如果口腔溃疡严重，口腔内存在较多渗出物或炎症，可能会增加患者的感染风险，并可能在检查过程中因刺激口腔而加重疼痛。

不过，患有鼻腔或口腔溃疡并不是支气管镜检查的禁忌证。如果病情需要，医生会在检查前对患者的鼻腔或口腔溃疡进行评估及必要的处理，权衡检查的必要性和可能带来的风险，并且在检查过程中更加小心谨慎操作，尽量减少对鼻腔和口腔黏膜的损伤。检查后，要密切关注患者鼻腔和口腔状况。如果患者在支气管镜检查后出现鼻腔出血，要按照医护人员的指示采取正确的止血措施。对于口腔溃疡，要注意观察患者是否有溃疡加重的情况，如疼痛加剧、面积扩大等，并保持口腔清洁，防止感染。

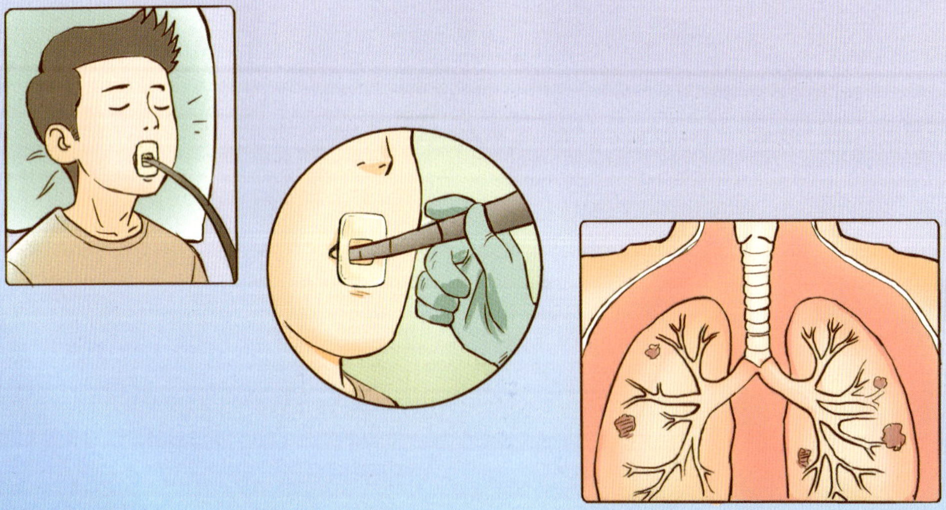

13. 插了胃管还能做支气管镜检查吗?

患者插了胃管后仍然可以做支气管镜检查，但可能会受到一定影响。胃管主要经过鼻腔或口腔进入食管到达胃部，支气管镜则进入气管和支气管，两者在人体内的路径不同。另外，支气管镜操作中还需要经鼻导管吸氧，此时鼻导管和胃管均会占据部分上气道入口，可能会对支气管镜检查操作空间产生一定干扰。如果经鼻插入胃管，并需要同时给予鼻导管吸氧，可以选择经口进入支气管镜以减少相互间的干扰。

在支气管镜检查前，医护人员需要仔细评估患者的状况，明确插胃管的原因、留置时间等信息，并检查胃管的固定情况是否良好。同时，需要向患者充分解释操作过程，以缓解患者的紧张情绪。

在检查过程中，如果选择经鼻插入支气管镜，医生通常会选择插胃管的另一侧鼻孔插入支气管镜，并轻柔地调整支气管镜和胃管的位置关系，以避免碰撞导致鼻腔黏膜损伤或胃管移位。如果经口插入支气管镜，也要防止支气管镜压迫或牵扯胃管。检查结束后，要注意观察患者的反应，查看胃管是否移位，并检查鼻腔或口腔有无出血等情况。

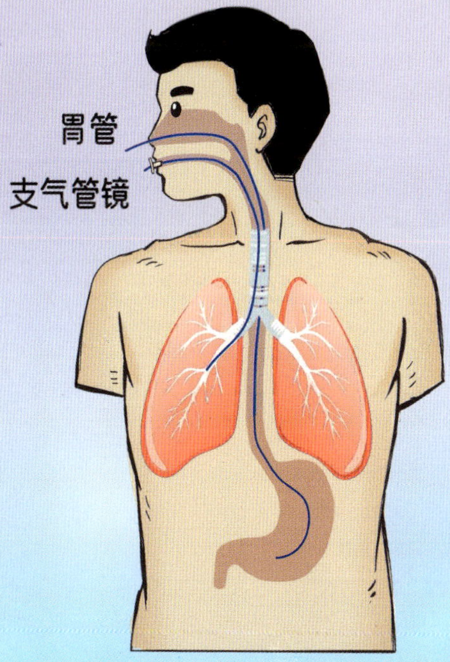

14. 患有心脏病影响支气管镜检查吗?

患有心脏病的患者通常可以进行支气管镜检查，但在某些情况下，这类患者在支气管镜检查过程中发生并发症的风险会明显高于一般人群。这些情况主要包括：a. 近 6 周内发生过急性心肌梗死或有不稳定型心绞痛；b. 难以控制的快速型房颤或室性心律失常；c. 二度Ⅱ型以上的房室传导阻滞；d. 严重的心功能不全；e. 检查前血压仍高于 160/100 mmHg 的高血压病；f. 肺动脉栓塞；g. 严重的肺动脉高压；h. 动脉夹层或动脉瘤等。

对于具有明确支气管镜检查适应证，但同时存在上述严重情况的心脏病患者，应首先在心血管内科专科医生的指导下控制好心脏病，待病情稳定后再进行支气管镜检查。

对于部分罹患心脏病且需要急诊支气管镜介入治疗的患者，如近期发生过急性心肌梗死、因主支气管新生物堵塞导致肺不张和呼吸衰竭的患者，应紧急启动多学科联合会诊（MDT），制定紧急治疗方案及相关备选预案，并在与病患家属充分沟通后，实施急诊支气管镜介入治疗。

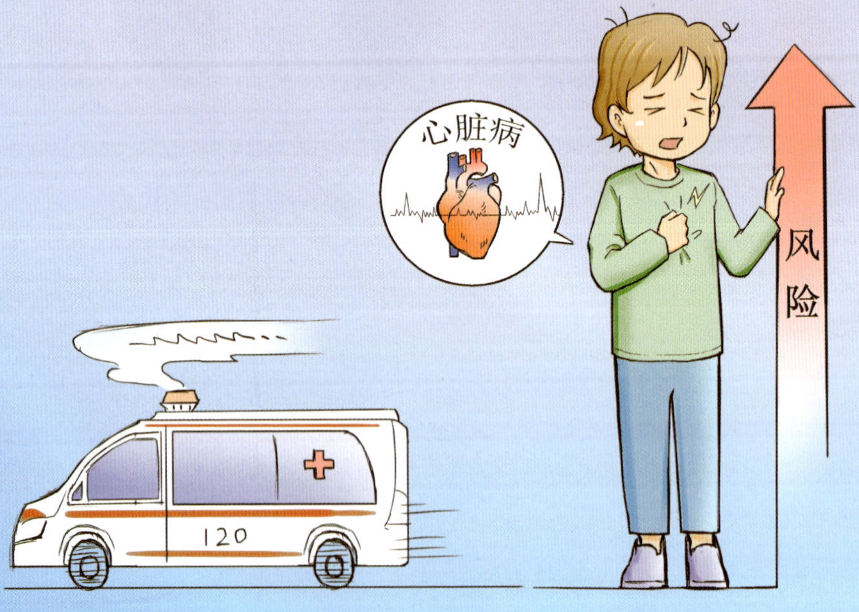

15. 糖尿病患者能做支气管镜检查吗?

糖尿病并不是支气管镜检查的禁忌证。

对于那些通过饮食控制、口服降糖药物、皮下注射胰岛素等规范治疗，并且血糖水平控制良好的糖尿病患者，是可以进行支气管镜检查的。但是，需要注意的是，支气管镜检查前往往需要禁食 4 ~ 8 小时，糖尿病患者在进行支气管镜检查前，应暂时停用口服降糖药物或皮下注射胰岛素，以免出现低血糖的情况，因为严重的低血糖可能会危及生命。

对于长期血糖水平控制不佳的患者，在支气管镜检查前必须要完善相关检查。因为糖尿病可能会引起全身多系统的慢性并发症，如冠状动脉粥样硬化性心脏病、糖尿病心肌病、缺血性或出血性脑血管病等，这些病症严重时可能危及患者的生命。因此，如果出现以上并发症，需要首先在内分泌专科医生指导下控制好糖尿病及其相关并发症，待病情平稳后再进行支气管镜检查。

此外，当糖尿病患者出现酮症酸中毒、高渗高血糖综合征等糖尿病急症时，不能马上进行支气管镜检查。这些急症延误诊治或缺乏合理处理都可能造成严重的后遗症。因此，应首先对这些急症进行妥善处理。如果糖尿病患者确实有必要做支气管镜检查，应待血糖和病情稳定后再进行。

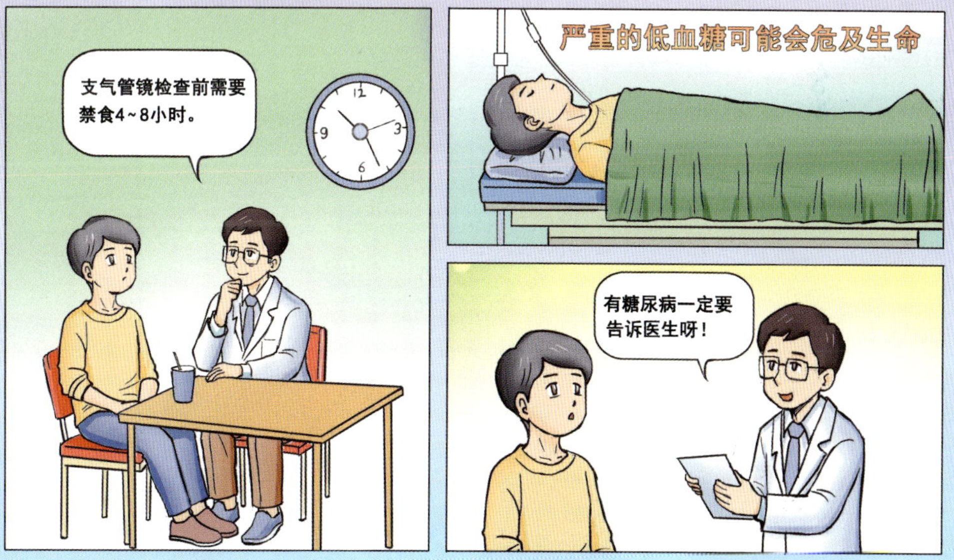

16. 对于有严重凝血功能障碍（如血小板极低）的患者，做支气管镜检查会导致无法止血吗？

有严重凝血功能障碍的患者，如血常规中的血小板计数$< 20 \times 10^9$/L，不能马上进行支气管镜检查；如果血小板$< 60 \times 10^9$/L，不能在支气管镜检查过程中进行活检操作。因为在这样的情况下进行支气管镜检查或活检操作，可能会导致无法止血，严重时甚至可能危及生命。

如果患者确有支气管镜检查适应证或活检适应证，那么首先需要与血液科、输血科等科室协作，纠正患者的凝血功能障碍。待患者的凝血功能恢复到符合操作要求的范围后，再进行支气管镜检查或活检操作。

此外，部分患者的凝血功能障碍可能是由药物引起的，如在检查前的 1 周内服用过抗凝药物。如果这些患者确实需要进行支气管镜检查，那么就需要对相关药物进行调整。常规情况下，氯吡格雷需停用 5 天，替格瑞洛需停用 3 天，小剂量阿司匹林可继续使用，华法林需停用 5 天，达比加群酯及利伐沙班需停用 24 小时。

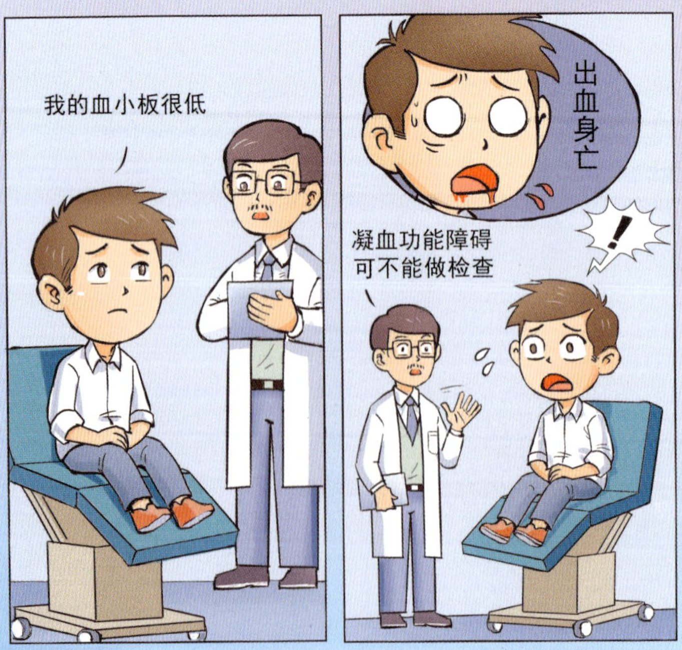

17. 对于有严重呼吸功能不全（如呼吸衰竭）的患者，做支气管镜检查会有怎样的风险？

对于有严重呼吸功能不全的患者，进行支气管镜检查是有较大风险的。例如，慢性阻塞性肺疾病、支气管哮喘、支气管扩张、重症肺炎、间质性肺疾病等呼吸系统疾病所导致的严重呼吸功能不全，患者的肺功能储备已经极差，甚至有些患者已经达到呼吸衰竭的状态。支气管镜检查往往会引起患者出现情绪紧张、交感神经兴奋等情况，这可能会导致患者出现不同程度的心率加快、呼吸频率加快、血压升高。这就像一辆本来就故障频发的老爷车，在突然加速时，很容易熄火抛锚。

因此，对于有严重呼吸功能不全的患者，首先一定要严格把握支气管镜检查的适应证，明确是否非常需要做支气管镜检查；其次，应对患者的基础肺部疾病进行全面、规范的治疗，待患者病情好转或稳定后再考虑能否进行支气管镜检查；最后，医生在检查前应进行多学科会诊，尤其需要做麻醉评估，并制定相关的预案。支气管镜操作过程中也有可能会诱发心脑血管意外，必要时要由心血管内科、神经内科协同制定相关预案措施。

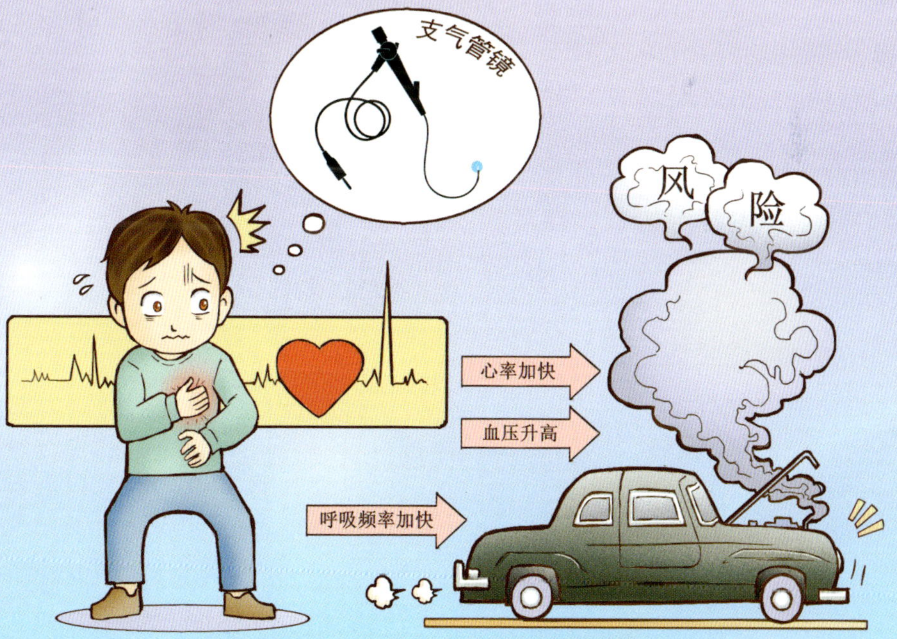

18. 身体极度虚弱、连日常活动都困难的人，为什么不适合做支气管镜检查？

身体极度虚弱、日常活动都困难的患者，不适合进行支气管镜检查，包括局麻下支气管镜检查和静脉麻醉/全身麻醉下支气管镜检查。

如果对这类患者进行局麻下支气管镜检查，可能会诱发支气管痉挛，严重时可导致呼吸衰竭、窒息。同时，检查过程中患者的情绪紧张、交感神经兴奋，可能导致患者心率加快、呼吸频率加快、血压升高，从而容易诱发颅内出血、脑梗死、急性心力衰竭、急性冠状动脉综合征、恶性心律失常、心源性猝死等意外。此外，检查过程中患者如果处于应激状态，也容易诱发胃肠道黏膜糜烂、溃疡、出血等。

如果对这部分患者进行静脉麻醉/全身麻醉下支气管镜检查，静脉用的麻醉药物有可能诱发严重低血压、心跳呼吸抑制、心源性猝死等意外。手术后容易出现麻醉催醒困难、拔管困难的情况，因此不建议对这类患者进行支气管镜检查。

如果这部分患者确实需要进行支气管镜检查，应先请营养科、康复科、精神科等多学科会诊，协同治疗，待患者恢复到能够完成日常活动后，再评估能否进行支气管镜检查。

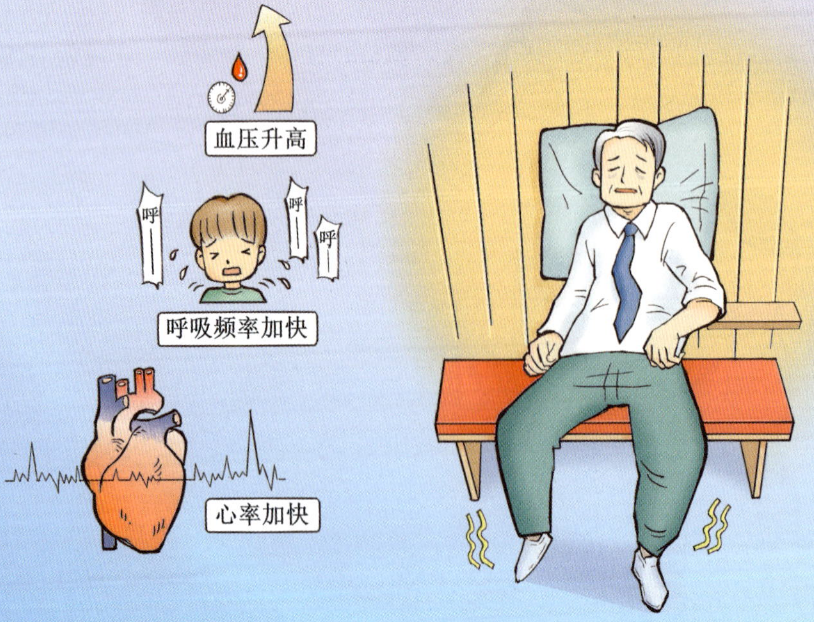

19. 存在难以控制的高血压或低血压，做支气管镜检查的风险有多大?

对于难以控制的高血压患者进行支气管镜检查，尤其是局麻下的支气管镜检查，存在较大风险。在检查过程中，患者普遍会出现因情绪紧张、交感神经兴奋而导致心跳加快、呼吸加深加快、血压不同程度升高的情况，容易诱发高血压脑病、颅内出血、脑梗死、急性心力衰竭、急性冠状动脉综合征、主动脉夹层等高血压急症。若这些急症未及时发现并处理，可能危及生命。因此，对于此类患者，需要联合心血管内科、神经内科、肾脏内科等进行多学科干预治疗，待血压控制平稳后再进行支气管镜检查。对于部分需要急诊支气管镜介入治疗的高血压患者，需要联合麻醉科在静脉麻醉或全身麻醉下进行，并在手术前后和手术过程中通过静脉应用药物严格控制血压。

对于难以控制的低血压患者，进行支气管镜检查时容易出现脑缺血、脑梗死、缺血性心脏病、急性肾损伤等并发症，严重时可能危及生命。尤其在静脉麻醉或全身麻醉下进行支气管镜检查时，由于需静脉使用麻醉药物，可能会进一步加重低血压。因此，对于部分需急诊支气管镜介入治疗的低血压患者，需要联合麻醉科在术中及围手术期通过静脉药物提升患者的血压，以保护患者重要脏器的血液供应。

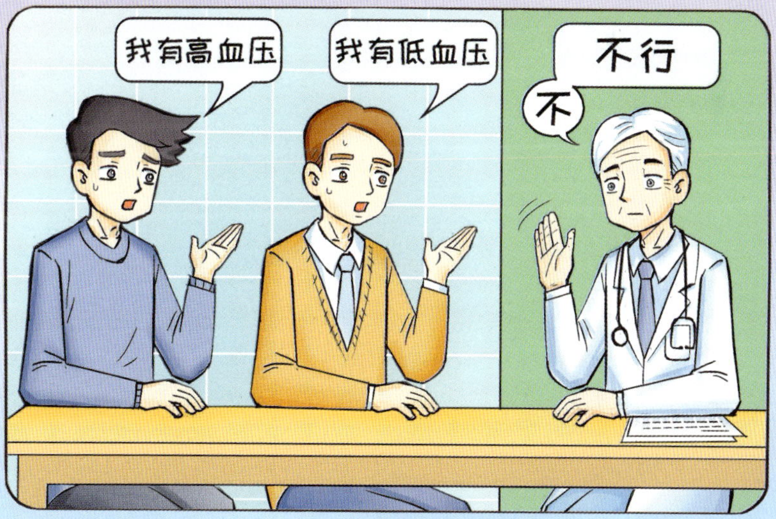

20. 正在大咯血，或者有活动性大出血倾向的情况，做支气管镜检查会加重出血吗？

大咯血主要是由于病变累及血管，使血管管壁破溃、小动脉瘤或动静脉窦破裂、肺泡壁或支气管内膜毛细血管破损、支气管黏膜下层支气管静脉曲张破坏等原因所导致的。

对于正在大咯血或有活动性大出血倾向的患者，进行支气管镜检查是有可能加重出血的，严重时甚至会危及患者生命。支气管镜操作过程中，支气管镜本身对气道黏膜产生碰擦等机械刺激，这可能会进一步加重出血。同时，支气管镜检查还会引起交感神经兴奋，导致患者心跳加快、呼吸加深加快、血压不同程度升高，而血压升高也可能会加重出血情况。

因此，对于活动性大咯血的患者，原则上不建议立即进行支气管镜检查。应先予以止血治疗，待咯血好转后再进行支气管镜检查。如果必须急诊进行支气管镜检查或介入治疗，应首先建立人工气道（如气管插管、硬质气管镜等），并事先准备好止血药物（如肾上腺素、血凝酶、垂体后叶素等）和止血球囊，从而降低发生大量出血后窒息的风险。对于部分大咯血且内科药物治疗效果欠佳的患者，可以先由介入科经外周血管进行支气管动脉栓塞术止血，然后再进行支气管镜检查。

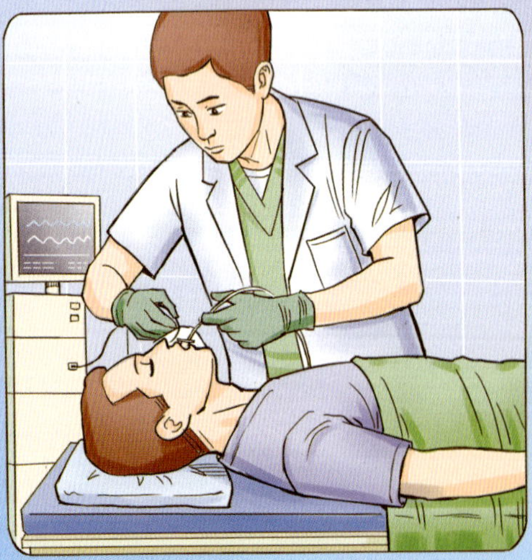

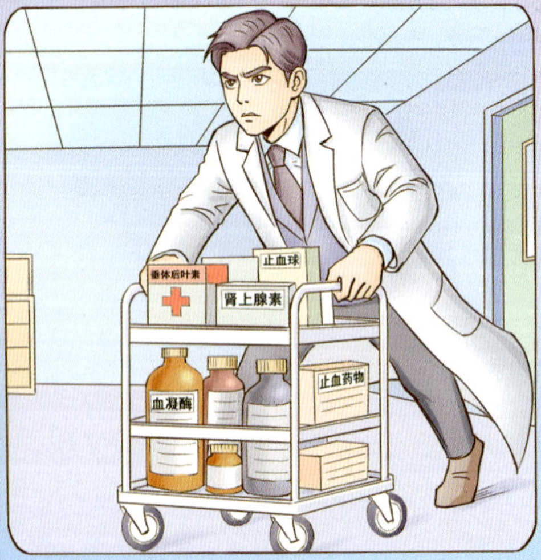

21. 有精神疾病无法配合检查的患者，是不是绝对不能做支气管镜检查?

对于有精神疾病无法配合检查的患者，并不是绝对不能做支气管镜检查。

首先，需要在精神科专科医师的指导下，对这些患者的精神疾病进行控制，确保在精神疾病处于稳定情况下再进行支气管镜检查。

其次，对于这些患者，局麻下支气管镜检查是不合适的，可以联合麻醉科对这些患者进行静脉麻醉或全身麻醉，再进行支气管镜检查。在整个过程中，需要与精神科医师保持充分沟通，确保麻醉科所用药物与抗精神疾病药物之间不会产生相互作用。

最后，对支气管镜检查结束，麻醉苏醒后，患者是否会出现精神疾病急性发作需做好充足预案，并准备好相关药物。在精神科医师指导下，对患者支气管镜检查全程的精神疾病进行有效控制。

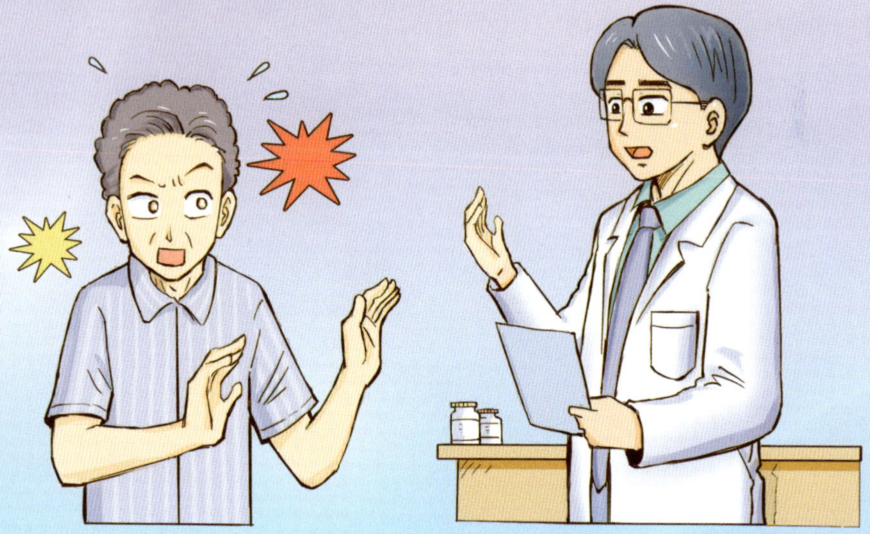

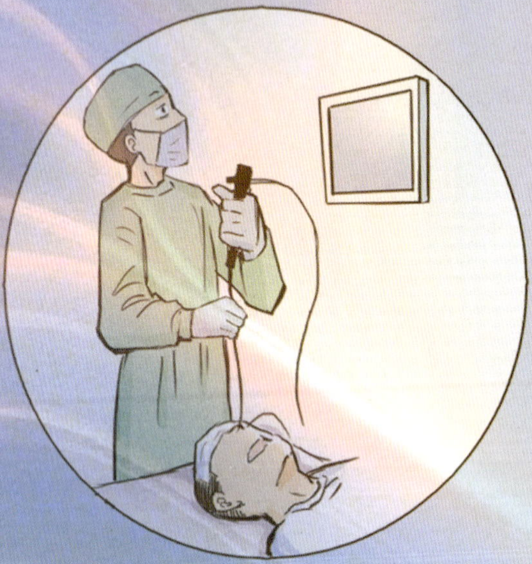

2

第二章

支气管镜操作前的准备工作

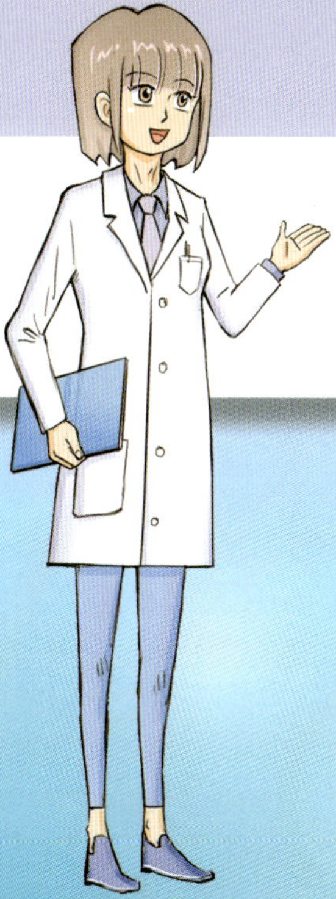

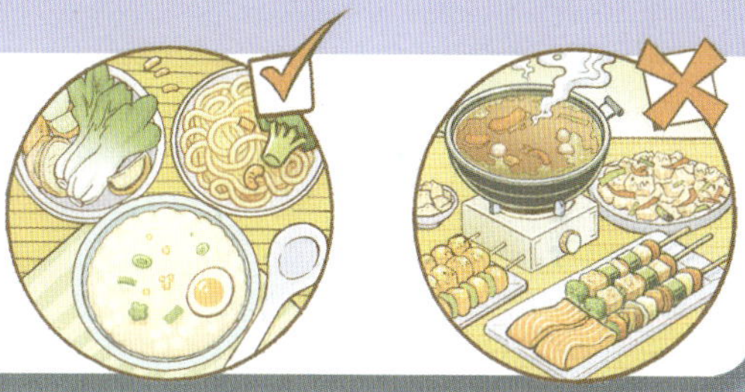

22. 做支气管镜检查前是否需要家属陪同，以及家属需要做哪些配合？

在做支气管镜检查之前，家属的陪同和配合是非常重要的。

患者和家属都需要充分了解支气管镜检查的目的、过程、可能的风险和并发症，并签署知情同意书。家属的陪同可以确保患者完全理解并且同意进行支气管镜检查。同时，支气管镜检查可能会给患者带来一定的心理压力和焦虑感，家属的陪同可以提供情感支持，帮助患者缓解紧张情绪，更好地配合检查。支气管镜检查结束后，患者可能需要一段恢复和观察的时间。家属的陪同可以确保患者在术后得到妥善的照顾，及时发现并处理可能出现的并发症。

家属可以协助患者完成必要的实验室检查，如血常规、凝血功能、心电图等，帮助患者准备好病历资料、既往检查报告等，以便医生更好地了解患者的病情。如果患者有需要服用的药物，如降压药、心脏病药物等，家属应协助以及督促患者按时服用。同时，患者术前需要禁食、禁水一段时间，家属也可以监督并提醒患者遵守这些要求。

在检查过程中，家属需要全程陪同患者，以应对可能出现的突发情况，在患者进入检查室前，家属需要将患者的活动假牙、手机等随身物品保管好，避免遗失。

检查结束后，家属应陪同患者在诊区休息一段时间，观察患者有没有不适或并发症。术后患者还需要禁食、禁水一段时间，家属也应该监督并提醒患者遵守。如果患者出现咯血、胸痛、呼吸困难等不适症状，家属应及时与医生、护士沟通，以便患者能够得到及时和恰当的处理。

总的来说，家属在支气管镜检查术前和术后的陪同和配合对于患者的安全和恢复至关重要，可以确保患者能够顺利完成支气管镜检查。

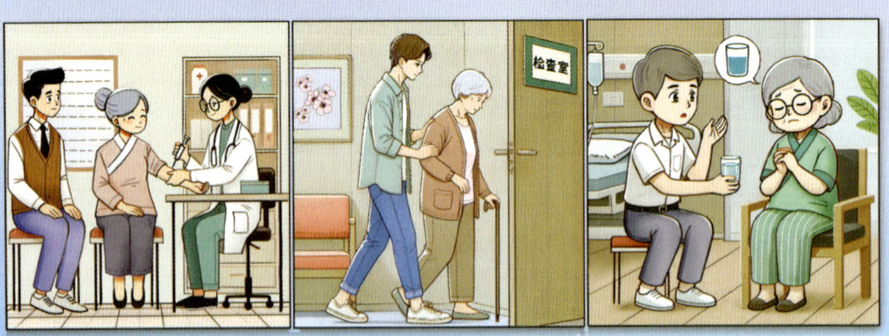

扫码看视频 2　大咖专家带您打卡呼吸内镜中心

23. 做支气管镜检查前饮食有什么注意事项?

一般来说，患者需要在检查前至少 8 小时内停止进食固体食物，并在 4 小时内停止喝水或任何饮料。这是为了确保患者胃内处于相对清空状态，以防在手术过程中因为呕吐或其他刺激导致胃内容物误入呼吸道，从而避免吸入性肺炎等严重后果的发生。

患者在做支气管镜检查前的数日内，尽量选择清淡、易消化的食物，如稀饭、面条、蔬菜等，这些食物可以减轻患者胃肠道的负担，使身体在检查前保持最佳状态。

此外，辛辣、油腻、生冷等刺激性食物可能会刺激支气管和胃肠道，增加患者在支气管镜检查过程中的不适感，甚至可能会引发其他并发症。因此，在支气管镜检查前应该尽量避免摄入这些食物。

如果患者近期正在服用某些药物，特别是抗凝血药物或影响血小板功能的药物，应该提前告知医生。不要擅自停药或改变用药剂量，以免影响检查的安全性或准确性。

虽然饮食准备很重要，但保持轻松的心情也同样重要。紧张的情绪可能会影响胃肠道的蠕动和消化液的分泌，进而影响检查的顺利进行。因此，在支气管镜检查前尽量放松心情，积极配合医生进行各项准备工作。

总的来说，支气管镜检查前的饮食准备主要是为了确保检查的安全性和准确性。患者应该在医生的指导下合理安排饮食和生活习惯，为检查做好充分的准备。

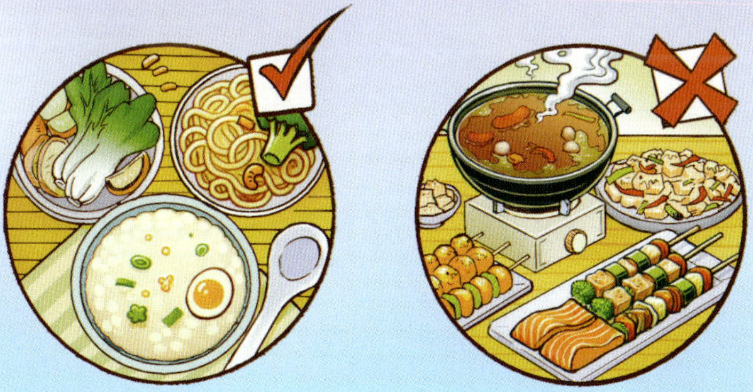

24. 做支气管镜检查前需要取下假牙吗?

做支气管镜检查前通常需要取下假牙，尤其是活动性假牙。

首先，支气管镜检查过程中，可能会引起患者的咳嗽、恶心等反应。如果此时患者口中有假牙，尤其是活动假牙，很容易因为这些强烈的反应而松动甚至脱落。一旦假牙脱落，就会有被误吸入气管的风险，造成气管堵塞或损伤，引发呼吸困难，严重时甚至威胁患者的生命。

其次，假牙可能会影响医生的操作和观察。支气管镜需要通过口腔或鼻腔插入气管和支气管，假牙可能会阻碍其顺利通过，或者干扰医生对气管和支气管内部情况的清晰观察，从而影响检查的准确性和效果。

此外，在检查过程中，尤其是需要用到硬质支气管镜的时候，假牙可能会受到损伤或变形，取下假牙可以避免这些不必要的损失。

因此，为了确保支气管镜检查能够安全、顺利地进行，患者在检查前应该按照医生的要求取下假牙，并妥善保管好。

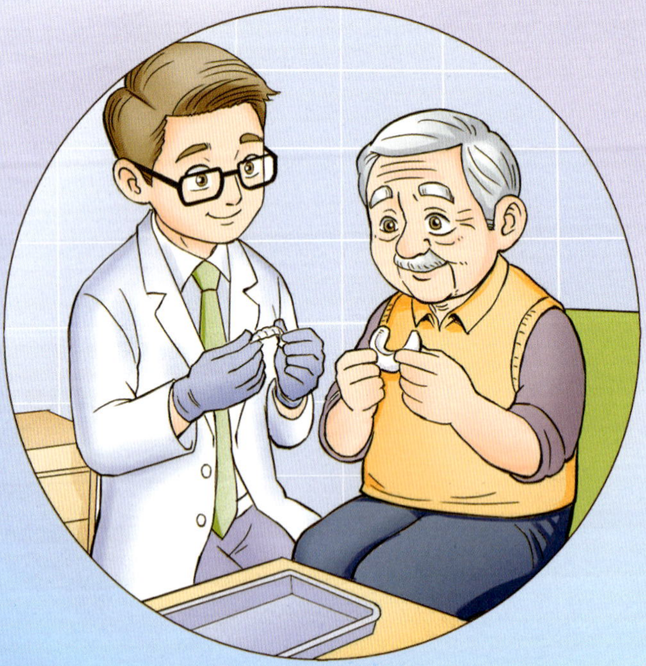

25. 做支气管镜检查是否需要提前停用某些正在服用的药物（如降压药、抗凝药等）？

一般来说，不需要在支气管镜检查前提前停用降压药。降压药的主要作用是控制血压，而支气管镜检查虽然是一种有创检查，但它并不会直接引起血压的急剧波动。因此，患者可以在检查前继续按照医嘱服用降压药，以确保血压的稳定。但是，若患者对检查过程中可能使用的麻醉药或其他药物有过敏史或不良反应，应该提前告诉医生，以便医生根据具体情况做出相应的调整。

抗凝药则需要根据具体情况来决定是否停用。抗凝药主要用于预防血栓形成，但如果在支气管镜检查前不适当停用，可能会增加检查过程中出血的风险。一般来说，医生会建议患者在检查前 1 周停用抗凝药，但具体停药时间和剂量调整应严格遵循医生的指导。如果患者长期服用抗凝药，或存在其他可能影响凝血功能的因素（如肝脏疾病、血液疾病等），一定要在检查前与医生充分沟通。

另外，如果患者有心脏病、哮喘、麻药过敏等特殊病史或过敏史，或者正在使用抗心律失常药、抗癫痫药等其他药物，也应提前将这些信息告诉医生。这是因为这些药物可能会与检查中使用的药物产生相互作用，从而影响检查的安全性和有效性。医生会根据患者的具体情况调整用药计划，以确保支气管镜检查的顺利进行，并保障患者的安全。

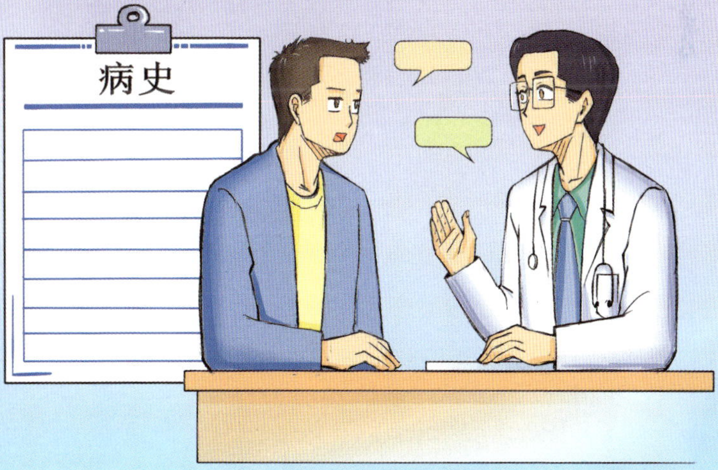

26. 做支气管镜检查前是否需要练习深呼吸或咳嗽的方式？

在做支气管镜检查前，练习深呼吸和咳嗽的方式通常是很有必要的。

深呼吸训练对于支气管镜检查非常重要。通过深呼吸，可以扩大胸腔容积，使肺部充分扩张，从而帮助医生更清晰地观察气管和支气管的内部情况。此外，深呼吸还有助于放松身体，减轻检查过程中的紧张感。练习时，患者可选择一个令自己感到舒适的体位，可以是坐直或平躺在床上。然后通过鼻子缓缓吸入空气，让空气充满肺部。在吸气结束后，稍微暂停一下，感受空气在肺部的充盈感。之后，再通过嘴巴缓慢地呼出气体，尽量将肺部内的空气完全排出。这一过程应该反复练习，直至能够自然流畅地完成深呼吸。

咳嗽训练在做支气管镜检查前同样重要。通过有效的咳嗽动作，可以清除患者呼吸道内的分泌物和异物，从而保持气道的畅通。这对于医生在检查过程中观察气管和支气管的病变情况非常有帮助。练习时，患者同样需要选择一个舒适的体位，可以是身体坐直或稍微前倾。先进行一次深吸气，为咳嗽做好准备。随后，用力将肺部内的气体通过咳嗽排出。在此过程中，患者需要注意控制咳嗽的力度，既要确保分泌物能够被有效清除，又要避免过度用力导致的不适感。这一练习同样需要多次重复，以确保患者能够熟练掌握正确的咳嗽技巧。

做支气管镜检查前的深呼吸和咳嗽训练是非常重要的准备步骤。通过这些训练，可以帮助患者更好地配合医生的检查，从而提高检查的准确性和安全性。

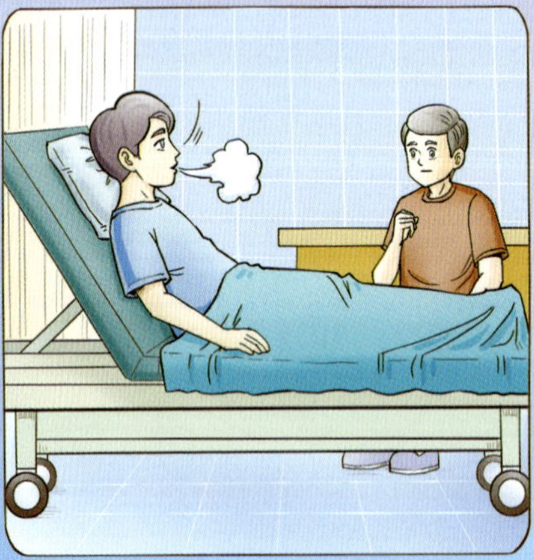

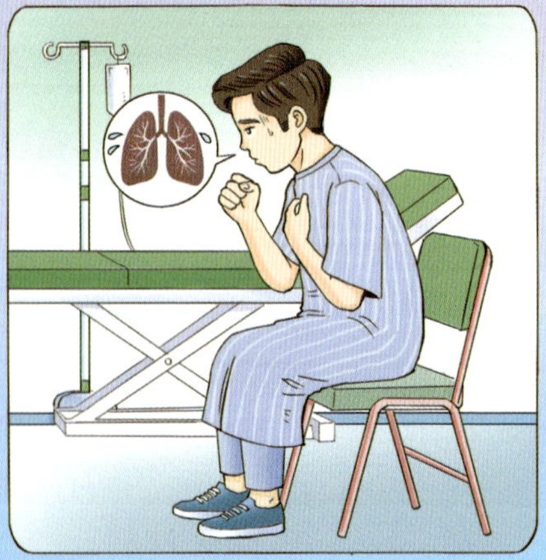

27. 做支气管镜检查前是否需要准备好纸巾、毛巾等物品？

有些医院在做支气管镜检查时会让患者或家属提前准备好纸巾、毛巾等物品，这主要是为了应对患者在支气管镜检查过程中可能出现的生理反应和保持检查环境的整洁，从而提高支气管镜检查的舒适度和安全性。

在支气管镜检查过程中，由于镜子对呼吸道黏膜的直接刺激，患者可能会出现咳嗽、咳痰或产生口腔、鼻腔的分泌物，纸巾可以用来及时擦拭这些分泌物，避免分泌物在检查过程中造成患者的不适或影响医生检查效果。此外，纸巾还可以用来保持患者面部和手部的清洁。在检查前后，患者可能需要擦拭脸部或手上的汗渍、口水等，以保持整洁和舒适。

在支气管镜检查过程中，患者可能会因为咳嗽、咳痰等动作而不慎将分泌物溅到衣物上。提前准备一条毛巾，垫在患者下巴下方或胸前，可以有效防止这种情况的发生，让患者的衣物不被弄脏。对于部分患者来说，毛巾还可以提供一种心理上的安慰和舒适感。将毛巾轻轻搭在患者的脸上或脖子上，可以让患者感觉更加放松和安心。

因此，在前往医院接受支气管镜检查之前，患者和家属不妨提前准备好这些必要的物品。

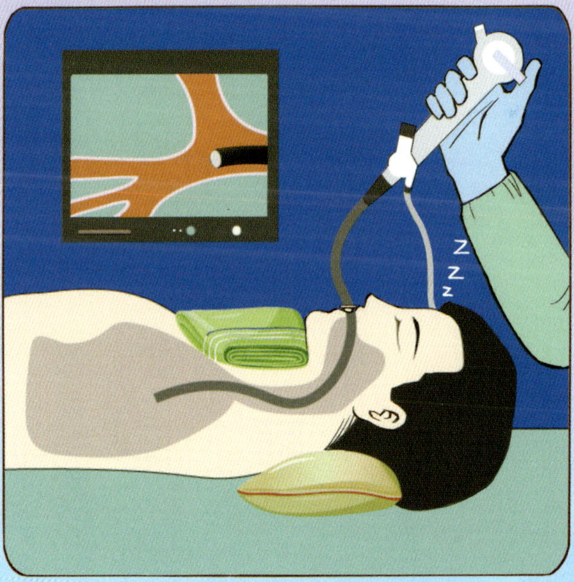

28. 支气管镜检查过程中想上厕所怎么办?

支气管镜检查通常是一个相对较为短暂的过程，且需要患者在检查期间保持静止，以确保医生能够准确地操作支气管镜并获取清晰的检查图像。

在进行支气管镜检查之前，患者应该尽量排空膀胱，避免在检查过程中出现想上厕所的情况。此外，患者可以提前告知医生或护士自己的担忧，以便医生可以合理安排检查时间，或者在必要时采取一些特殊的准备措施。

如果已经做了充分准备，但在检查过程中仍然产生了强烈的排尿需求，患者应保持冷静，并尝试通过深呼吸等方式来缓解自己的紧张情绪；同时，可以轻轻地举手示意医生或护士，表明自己的情况。医生会根据具体情况来判断是否暂停检查，让患者解决问题。在决定是否暂停检查时，医生会综合考虑多种因素，包括患者的身体状况、检查的进展情况以及暂停检查可能带来的风险等。如果医生认为暂停检查不会对患者的健康造成严重影响，并且也不会对检查结果产生显著影响，那么医生可能会允许患者暂时离开以解决如厕问题。

支气管镜检查过程中想上厕所是一种不太常见的情况，患者可以通过提前告知和准备来减少其发生的可能性。例如，在检查前避免大量饮水或食用利尿食物，以减少检查过程中产生排尿需求的可能性。如果确实出现了这种情况，患者应保持冷静并寻求医生的帮助。医生会根据具体情况来做出专业判断并采取相应的措施。

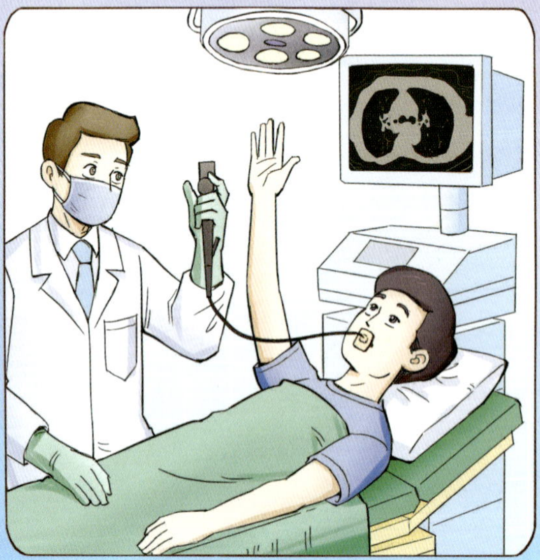

29. 支气管镜检查过程中允许家属陪同吗?

支气管镜检查过程中通常是不允许家属在诊室直接陪同的。

首先，支气管镜检查是一个需要高度专注和专业操作的医疗过程。医生在检查时需要注意力保持绝对的集中，以便准确地观察和操作。家属在场可能会分散医生的注意力，从而增加支气管镜操作的风险。

其次，支气管镜检查需要在特定的医疗环境下进行，该环境需要保持一定的无菌和清洁标准。家属的进入可能会带入外部的细菌和病毒，增加患者感染的风险。为了确保患者的安全，医疗机构通常会限制非专业人员的进出。

再者，支气管镜检查过程中，患者可能需要接受一定的镇静或麻醉处理，以确保检查的顺利进行。在这个过程中，患者需要保持安静和稳定，而家属的陪伴可能会对患者的情绪产生影响，进而影响检查的效果。

最后，从患者隐私保护的角度来看，支气管镜检查涉及患者的敏感部位和隐私信息。家属在诊室内的存在可能会给患者带来不必要的困扰。

虽然家属在场可以在紧急情况下提供帮助，但现代医疗机构通常配备有专业的医护人员和急救设备，能够迅速应对可能出现的意外情况。因此，家属不需要在诊室内等待。

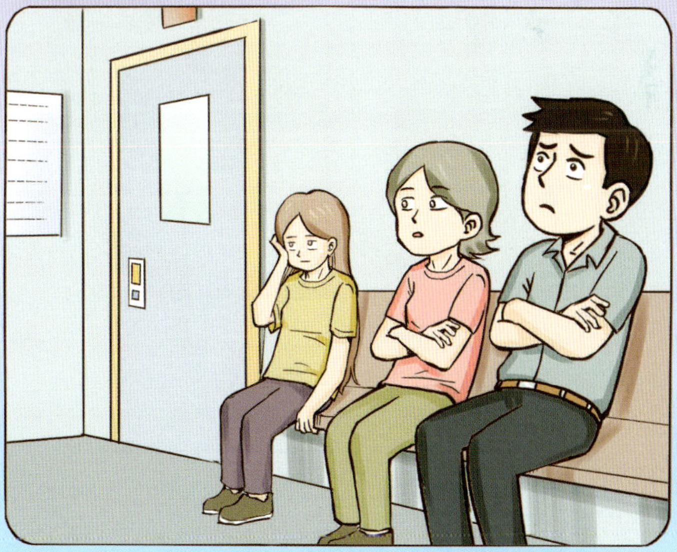

30. 支气管镜检查过程中是否要换衣服?

在支气管镜检查过程中，患者通常不需要特意更换衣服，但可以选择穿宽松、易于穿脱的衣服，以方便检查时的操作。

具体来说，支气管镜检查时，医生会将支气管镜插入患者的鼻孔或口腔，经过喉咙到达气管和肺部进行检查。这个过程并不会直接涉及患者的衣物，因此不需要换衣服。但是，为了方便医生操作和患者的舒适度，建议选择宽松、舒适的衣服，避免穿着过紧或过于复杂的衣物，尤其不要穿紧身衣裤、连裤袜或长筒靴子。宽松舒适的衣物让患者在检查前后感觉更自在，不会因为衣物过紧而感到不舒服或束缚。

所以，建议患者穿宽松的 T 恤、休闲裤或裙子，以及容易穿脱的鞋子，这样可以让整个过程更加顺利和舒适。当然，医院的具体要求可能会有所不同，可以在预约时询问医生或护士，看看是否有更具体的着装建议。

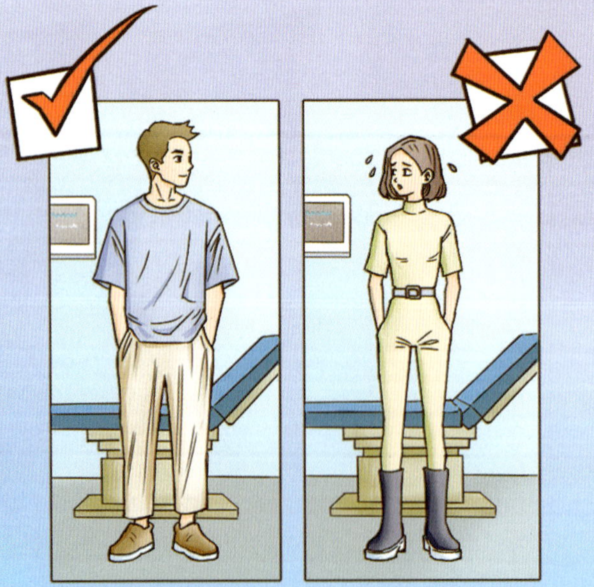

31. 支气管镜检查过程中是否“挂水”？

支气管镜检查是一种常用的呼吸系统疾病诊疗手段。在进行支气管镜检查前，患者通常需要禁食和禁水一段时间，以减少呕吐和误吸的风险。检查前会建立静脉通道，就是在手背、手臂或脚背的地方留置输液针。在检查过程中，患者可能会接受局部麻醉或全身麻醉，这取决于检查的类型和患者的具体情况。而留置输液针的作用就是方便术中给予镇静及其他药物，并保留至恢复期结束。

“挂水”，通常是指建立静脉通道后，开展静脉输液。在支气管镜检查中，建立静脉通道主要是为了便于术中给予药物，而不是为了输液。除非患者有其他医疗需要，否则在支气管镜检查过程中一般不会进行常规的静脉输液。

术后，患者可能需要在医院观察一段时间，以确保没有并发症发生。待观察期结束，便可拔出留置的输液针。

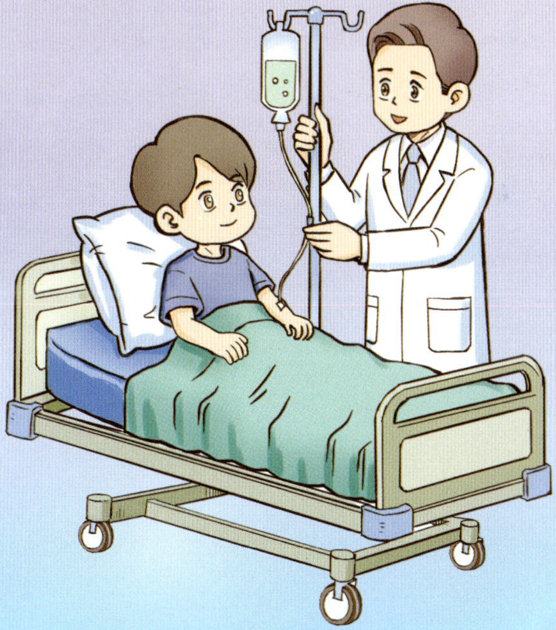

32. 支气管镜检查过程中会有哪些不适的感觉？需要如何配合？

支气管镜检查过程中，患者可能会经历类似呛水的不适，分别有以下几种不适感。

（1）咽喉部不适

由于支气管镜通过咽喉部，可能会引起咳嗽、咽痒或疼痛。

（2）气道刺激

支气管镜的镜体在气道内移动、触碰气道壁，可能会引起刺激感，导致咳嗽。

（3）呼吸困难

在进行检查时，可能会因为气道被支气管镜的镜体部分阻塞而感到呼吸困难。

（4）胸部不适

如果进行了经支气管肺活检或其他操作，可能会感到胸部不适或疼痛。

当然，由于对检查过程有担忧，患者可能会感到紧张和焦虑。

为了配合支气管镜检查，患者可以采取以下措施：在检查前 8 小时内禁食、4 小时内禁水，以减少呕吐和误吸的风险；在检查前和检查过程中尽量放松身体，深呼吸可以帮助缓解紧张；操作过程中按照医生的指导进行呼吸，如需要进行深呼吸或屏气时配合医生。根据医生的建议，可能需要使用镇静剂来帮助放松。检查后，患者可能会有一些轻微的不适，如喉咙痛或轻微出血，这些通常会在短期内自行缓解。如果出现严重的胸痛、呼吸困难或大量出血，应立即寻求医疗帮助。

33. 支气管镜检查过程中怎么呼吸?

在支气管镜检查过程中，医生会指导患者进行呼吸。通常，在支气管镜通过声门时，医生通常会指导患者进行深呼吸，待支气管镜通过声门后，患者就可以平静地呼吸了。如果需要进行经支气管肺活检，医生会指导患者在深吸气后短暂屏住呼吸，以便医生能够取得肺组织样本，同时还能减少不必要的损伤。

如果患者在支气管镜检查过程中感到极度不适，无法呼吸，应该举手示意、告知医生。医生会暂停操作以调整检查方法或给予额外的麻醉。

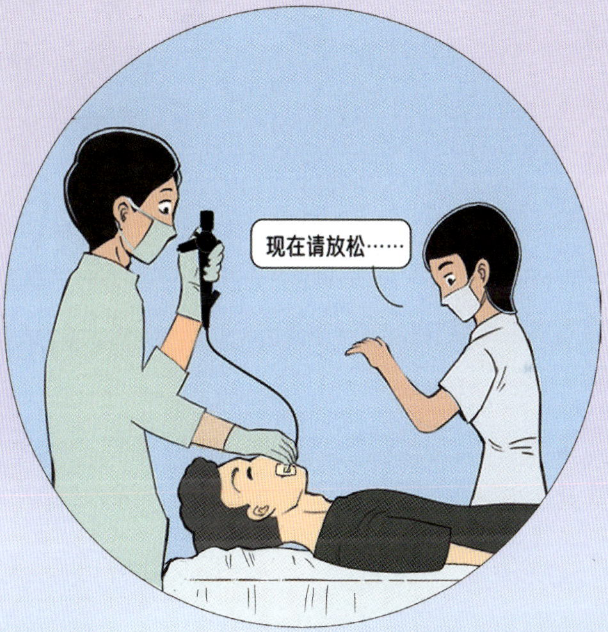

34. 检查用的支气管镜能确保是干净和安全的吗？检查后会被传染其他疾病吗？

根据《呼吸内镜诊疗技术临床应用管理规范（2019 年版）》，支气管镜在使用前必须进行清洗和消毒，以确保患者的安全。支气管镜消毒过程通常包括以下几个步骤。

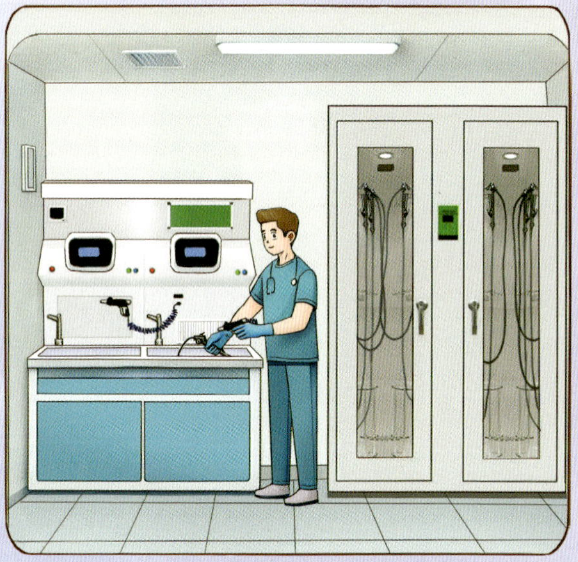

（1）清洗

使用医用清洗剂彻底清洗支气管镜。

（2）消毒

使用消毒剂，如戊二醛，对支气管镜进行消毒，对于分枝杆菌等抵抗消毒剂能力较强的微生物，可能使用含氯消毒剂或过氧乙酸消毒剂。

（3）干燥

消毒后，支气管镜需要彻底干燥，以防止细菌滋生。此外，气管镜的转运也是防护的一个环节，气管镜操作中心将使用过和未使用过的镜子进行严格区分，放置在不同的推车里进行转运，避免交叉污染。

由于采取了上述严格的消毒措施，患者在检查后被传染其他疾病的风险非常低了。另外，医院还会定期对支气管镜消毒程序进行监测和评估，以确保其有效性。当然，任何医疗程序都有一定的风险，包括感染，但医院会尽一切努力将这种风险降到最低。

作为患者，在检查前后也需要注意个人卫生，听从医生的指导，以减少感染的可能性。如果患者在支气管镜检查后出现任何不适，应及时联系医护人员。

扫码看视频 3　从清洗到消毒　呼吸内镜的安全之旅

35. 做支气管镜检查前需要进行哪些评估?

（1）临床评估

医生会评估患者的病史、临床症状以及体格检查结果，判断是否存在困难气道、心肺功能不全、出血倾向等可能影响检查的情况。

（2）影像学检查

通常需要进行胸部 X 线或 CT 扫描，以确定病变部位和范围，所以一定要携带影像资料。

（3）实验室检查

包括血常规、凝血功能、血生化检查（肝肾功能及电解质）等。

（4）心电图

常规需要进行心电图检查，对于有心脏病病史或危险因素的患者，可能还要做心脏超声检查。

（5）传染病筛查

如果怀疑患者近期有呼吸道病毒感染，需要做流感病毒（如甲流、乙流等）、新型冠状病毒检测；有些患者需要进行血源性传染病筛查，如乙肝、丙肝、艾滋病、梅毒等。

（6）用药史

对于使用抗血小板药物或抗凝药物的患者，需要评估是否需停药或调整药物使用。

（7）禁食、禁饮

根据麻醉方式的不同，通常需要在检查前禁食 8 小时、禁饮 4 小时。

（8）心理准备

患者应了解检查过程、可能的不适和预期结果，以减少紧张和焦虑。

（9）知情同意

医生会向患者解释这次支气管镜检查的目的、风险和可能出现的并发症，患者需要签署知情同意书。

（10）麻醉评估

对于需要镇静或麻醉的患者，麻醉科医师会进行专门的评估。

通过这些评估和准备，可以提高支气管镜检查的安全性，减少可能发生的风险。

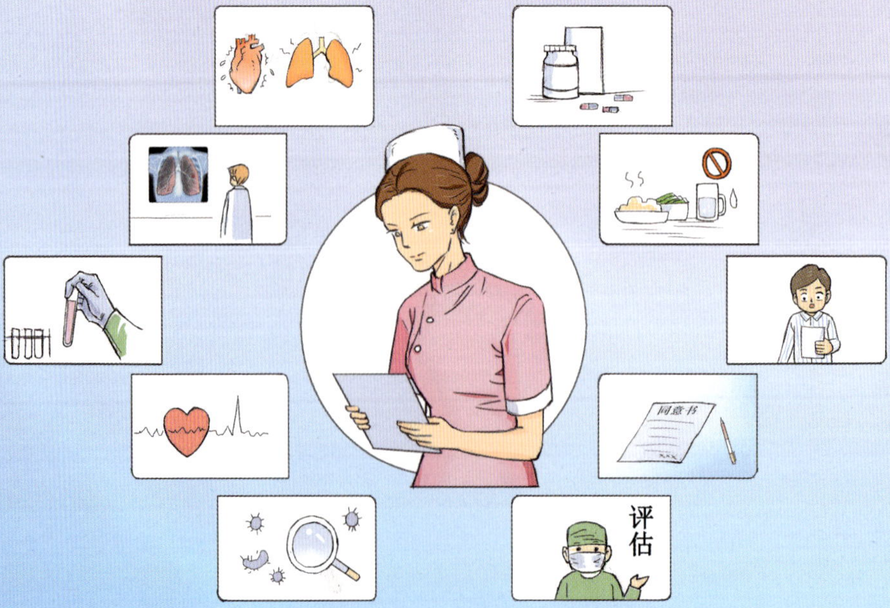

36. 患者和家属需要签署哪些同意书和文件，包含的内容大概有哪些?

在回答了气管镜操作中心前台医护人员的各种问题，以及病情介绍后，还要签署一些同意书和文件，以确保患者及家属理解这次支气管镜检查的性质、目的、潜在风险和预期效果，并以文字的形式出现。以下是一些常见的同意书和文件内容。

（1）知情同意书

这是最重要的文件之一，它详细说明了支气管镜检查的目的、预期效果、可能的并发症或风险，以及患者的权利。患者有权在任何时候选择接受或拒绝检查。

（2）麻醉同意书

如果检查需要使用镇静剂或全身麻醉，患者需要签署麻醉同意书，以表明其理解麻醉的性质和风险。

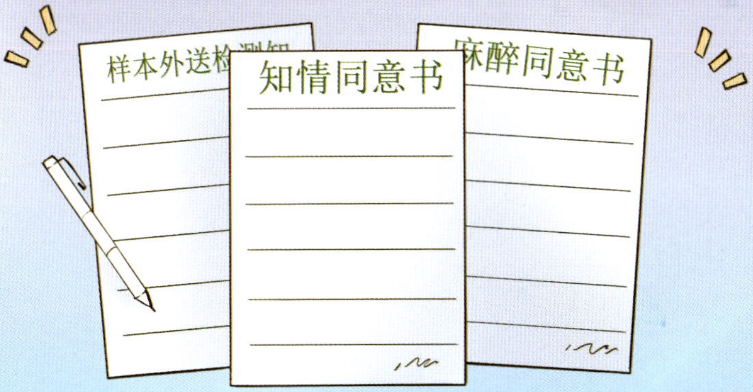

（3）样本外送检测知情同意书

如果需要将样本送至外部实验室进行检测，患者需要签署知情同意书。

（4）医疗新技术知情同意书

如果支气管镜检查涉及新技术的使用，患者需要签署知情同意书，以表明其理解新技术的潜在风险和效果。

（5）费用和保险相关文件

患者可能需要签署文件，确认他们了解检查的费用以及医保及商业保险覆盖的范围。

签署这些文件是确保患者充分了解即将进行的医疗程序的重要步骤，并且是自愿同意进行检查的。医生有责任确保患者理解所有信息，并回答患者可能有的任何问题。

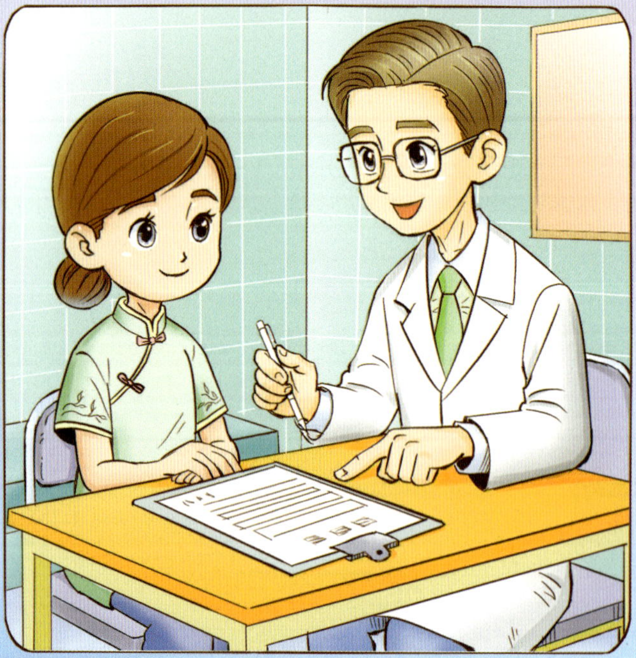

37. 做支气管镜检查会不会对气管造成损伤?

支气管镜检查是一种成熟、相对安全的诊断方法。但在操作过程中，由于气管和支气管的解剖结构及患者的个体差异，理论上是存在一定风险的。可能的并发症包括支气管损伤、出血、感染、气胸、心律失常等，其中对气管的损伤通常是比较轻微的，并且大多数情况下可以很快恢复。

为了降低损伤风险，操作医生会采取以下措施：

① 在操作前详细评估患者的状况，了解患者的病史，进行必要的检查，如血常规、凝血功能检查等，以确保患者能够耐受检查。

② 在支气管镜操作过程中，医生会轻柔地插入支气管镜，避免使用暴力；在进行检查时，医生会密切观察患者的生命体征，并给予患者吸氧、心电监护。

③ 操作后，医生会详细告知患者可能的迟发性并发症，并指导患者如何在出现问题时及时应对。

因为医疗机构会遵循严格的消毒和感染控制措施，在支气管镜使用前后都会进行彻底的清洁和消毒，以确保设备不会成为交叉感染的媒介。因此，支气管镜检查后感染其他疾病的风险非常低。患者在接受支气管镜检查前，应与医生充分沟通，了解检查的必要性、可能的风险和术后的注意事项。如果患者有任何疑问或担忧，应及时咨询医生。

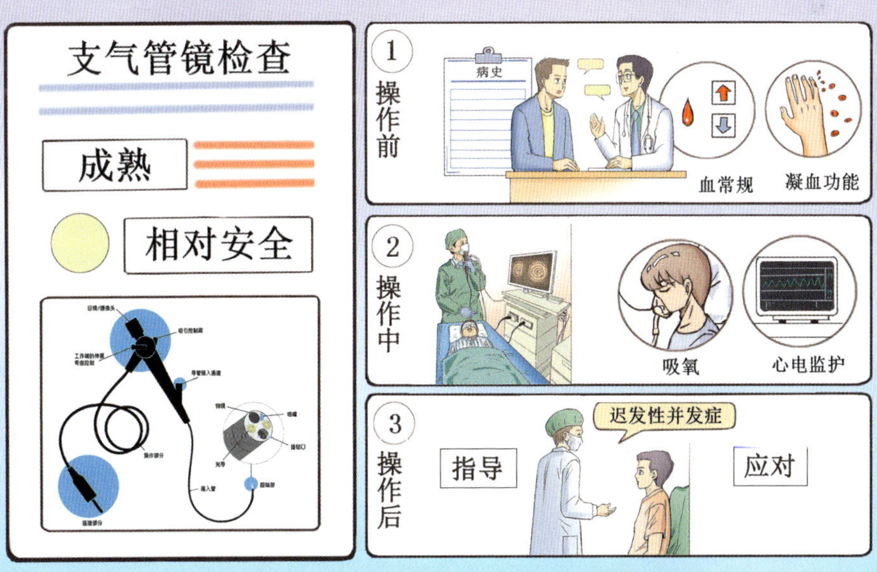

38. 支气管镜检查这个诊断方法成熟吗?

支气管镜检查是一种安全且成熟的诊断方法。

气管镜技术用于呼吸系统疾病诊疗已经有 100 多年的历史，我国从 20 世纪 70 年代开始陆续开展，虽然和消化内镜相比起步比较晚，但是发展很快。

支气管镜检查是一项成熟的技术，但同所有医疗程序一样，医生会根据患者的具体情况进行全面的评估，以确保检查的安全性和必要性。当然，支气管镜检查也有一定的风险和潜在的并发症，如出血、感染、气道损伤、气胸等。为了降低这些风险，医生会采取适当的预防措施，如检查前后的严格消毒、适当的镇静和麻醉技术，以及在检查后对患者进行密切监测。

此外，医疗机构还会严格遵循感染控制规范，以减少检查过程中交叉感染的风险。因此，患者在接受支气管镜检查时，可以放宽心。

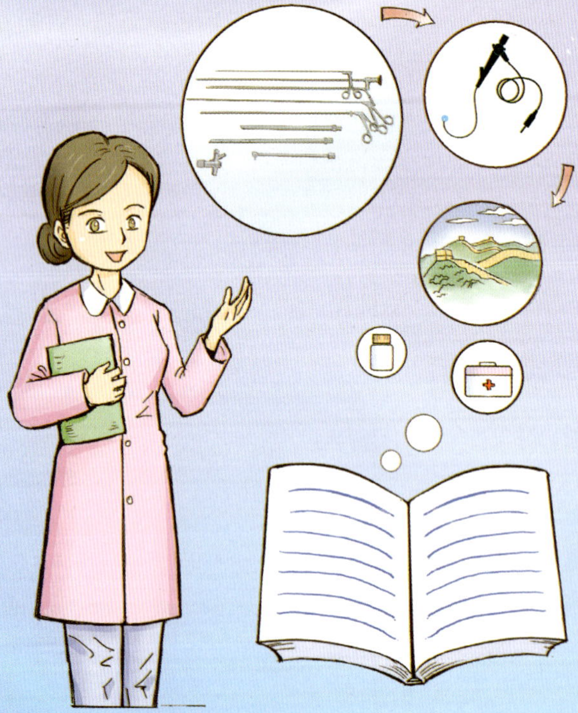

39. 支气管镜检查的步骤是什么？

支气管镜检查是一种用于诊断和治疗呼吸系统疾病的内窥镜检查，属于有创操作的一类。

（1）术前准备

患者需要禁食和禁水一段时间（通常为检查前 8 小时）；进行必要的实验室检查，如血常规、凝血功能检查；根据需要，可能需要停止使用某些药物，如抗血小板药物或抗凝药物；签署知情同意书；建立静脉通道，以便在检查过程中给予药物。

（2）镇静和局部麻醉

根据患者的需要和医生的建议，可能会给予镇静剂。使用局部麻醉药物，如利多卡因，对咽喉部进行表面麻醉，会有麻木、肿胀的感觉。

（3）体位

患者通常采取仰卧位，头部稍微后仰。

（4）支气管镜插入

医生会将支气管镜通过患者的鼻腔或口腔插入，然后进入喉部；在支气管镜通过声门时，医生会指导患者深吸气；支气管镜进入气道后，医生会观察气道的内部情况，寻找异常，如肿瘤、炎症、异物或出血；如果需要，医生可能会进行活检、刷检或支气管肺泡灌洗等操作。

（5）检查结束

完成检查后，医生会缓慢退出支气管镜。

（6）术后观察

检查后，患者可能会被密切观察一段时间，看看是否有需要处理的并发症发生。

（7）术后指导

医生或护士会告知患者术后注意事项，如禁食、禁水的时间，休息，避免驾驶和操作机械等。

（8）样本处理

如果支气管镜检查过程中进行了活检或其他采样，样本会被送往相应的实验室进行一系列检测，如病理学检查、微生物培养等。

（9）报告和后续

检测结果通常会在几天内出来，医生会根据结果与患者讨论后续的治疗计划。

每个步骤都会根据患者的具体情况和医生的判断进行调整。在整个过程中，医生会尽量提高患者的舒适度和安全性。

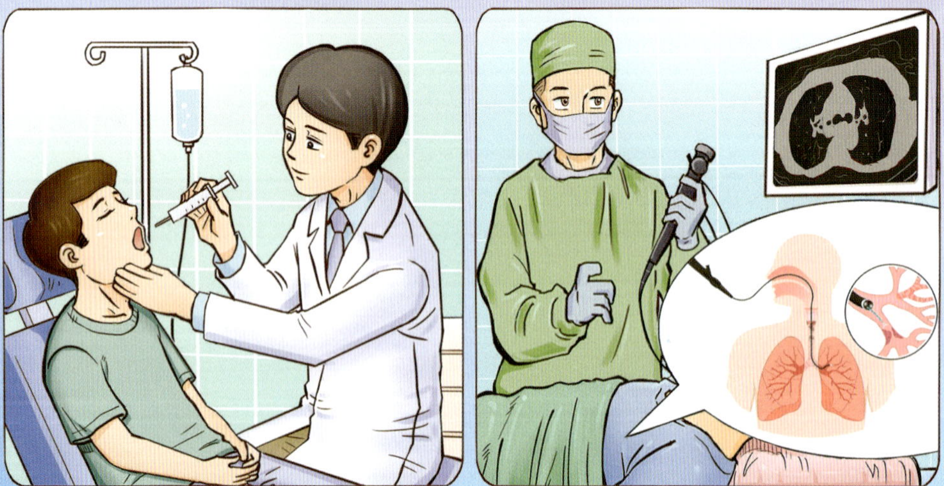

40. 进行支气管镜检查，如何缓解紧张心理？

任何的检查或者操作都会给患者带来一定的心理影响，面对支气管镜检查的紧张和恐惧是很正常的情绪反应。以下是一些帮助患者缓解紧张和害怕情绪的方法。

（1）了解检查过程

向医生或护士了解支气管镜检查的步骤和目的，知晓过程有助于减少未知因素带来的恐惧。

（2）沟通交流

与医生和护士进行充分的沟通，其专业解释可以帮助患者减少顾虑。

（3）放松技巧

学习并练习深呼吸、冥想、渐进性肌肉放松等放松技巧，这些可以在检查前和检查过程中帮助患者放松。

（4）视觉化想象

尝试积极的视觉化想象，如想象自己在一个舒适、安全的地方，或者想象检查完成后的积极结果。

（5）带安慰物品

如果医院允许，可以带上自己喜欢的书籍或小物件，或者听音乐，这些熟悉的物品可以提供安慰。

（6）亲友陪伴

如果可能的话，让一名亲友在检查前后陪伴患者，亲友的支持和鼓励可以帮助患者放松。

（7）镇静药物

在医生的建议下，可以考虑使用适量的镇静药物来帮助放松。

（8）正面自我暗示

给自己一些正面的自我暗示，如“我可以应对这个检查”或“检查是为了帮助我”。

（9）分散注意力

在检查前，尝试分散自己的注意力，如与人交谈、阅读或做其他轻松的活动。

（10）检查环境

熟悉检查环境，如果可能的话，在检查前参观一下检查室，了解环境有助于减少紧张。

（11）专业心理咨询

如果紧张和恐惧感非常强烈，可以考虑寻求专业心理咨询师的帮助。

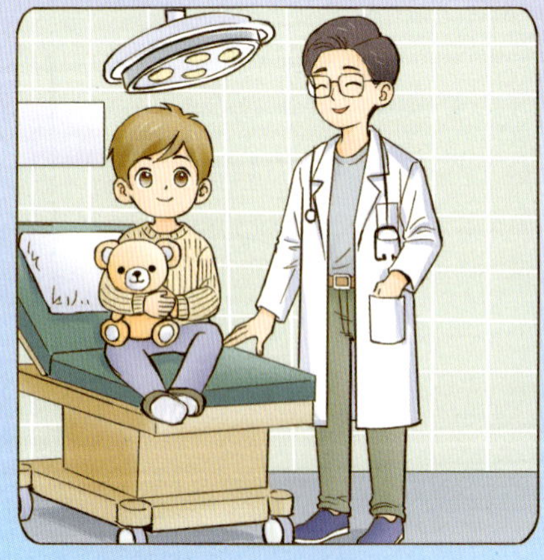

3

第三章

支气管镜操作后注意事项

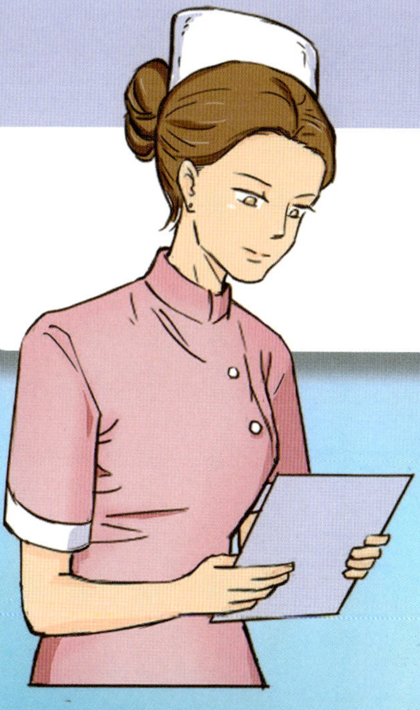

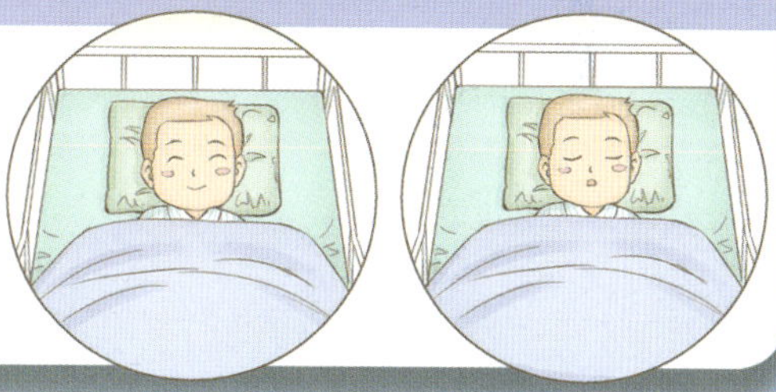

41. 支气管镜检查结束后多久可以吃东西，饮食上有哪些注意事项？

一般情况下，做完支气管镜检查后需要等待 2 ~ 4 小时再进食。这个时间范围主要取决于检查过程中使用的麻醉方式、患者个人的身体状况以及检查后是否出现不适。如果检查中仅使用了局部麻醉，且患者在支气管镜检查后未出现明显不适，通常可以在 2 小时后尝试进食。对于接受全身麻醉的患者，由于麻醉药物的影响，恢复时间会更长，通常需要等待 4 小时以上才能进食。如果支气管镜检查后出现咽喉部位疼痛、出血等症状，或患者本身有其他基础疾病（如心脏病、慢性阻塞性肺疾病等），医生可能会建议延后进食时间，并给予相应的治疗和观察。

在支气管镜检查结束后，患者的饮食应注意以下几点。

① 初期应该以流质或半流质食物为主，如米汤、稀饭、面条等。这些食物易于消化，不会给胃肠道和咽喉部带来过多负担。辛辣、油腻、生冷、硬质等刺激性食物可能会加重咽喉部的不适感，甚至引发炎症。因此，应尽量避免食用。此外，还应避免饮酒和吸烟。

② 随着身体的逐渐恢复，可以适当增加食物的种类和量，以保证营养均衡。建议多食用富含蛋白质、维生素和矿物质的食物，如鸡蛋、瘦肉、鱼类、新鲜蔬菜和水果等。

③ 进食时应细嚼慢咽，避免大口吞咽或说话，以减少对咽喉部的刺激和损伤。进食后应密切观察身体的反应，如出现呛咳、呼吸困难、恶心、呕吐等不适症状，应该立即停止进食并告知医生。

最重要的是，要遵循医生的指导和建议。医生会根据患者的具体情况制定个性化的饮食计划和注意事项，患者应严格遵守并定期复查。

总之，支气管镜检查结束后的进食时间和饮食注意事项需要根据患者的具体情况而定。患者应遵循医生的指导，合理安排饮食和休息，以促进身体的快速恢复。

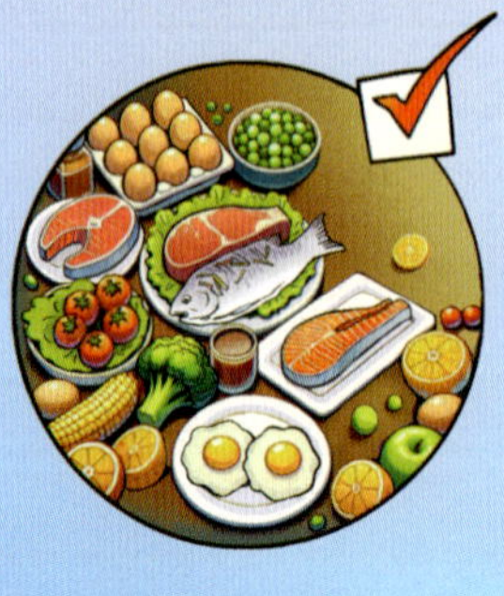

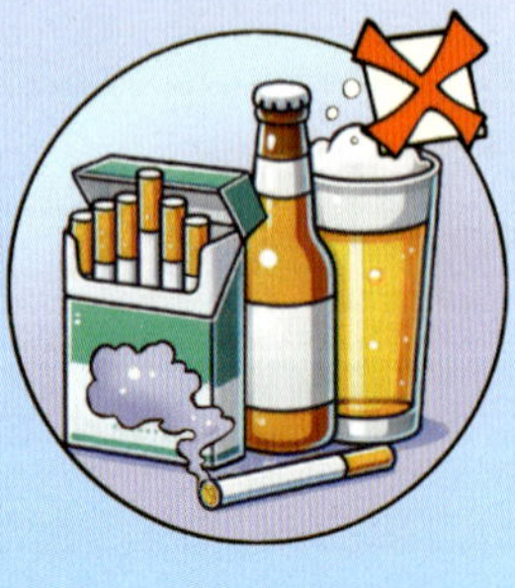

42. 做完支气管镜检查后家属如何陪护患者?

在患者做完支气管镜检查后，家属的细心陪护对于患者的恢复至关重要。

首先，需密切观察患者的呼吸频率和深度，注意是否有呼吸困难、呼吸急促或呼吸暂停等情况。虽然家属可能无法直接测量血压，但可以观察患者的心率是否稳定，有没有明显的心动过速或过缓。观察患者的口唇颜色，是否保持红润，有无发绀等现象，这有助于判断患者的血氧饱和度。如果患者出现任何异常情况，如呼吸困难、胸痛、大量咯血等，应立即联系医生并及时去医院就诊。

其次，要让患者保持舒适的体位。一般来说，刚做完支气管镜检查，患者可能会感到疲劳，最好让其卧床休息，头部稍稍垫高，以利于呼吸和减轻咽喉部的不适。

在饮食方面，刚结束检查后的一段时间内（通常 2 小时左右），患者应避免进食和饮水，以防呛咳和误吸。待医生允许后，可先给予少量温水，没有不适再逐渐过渡到清淡、易消化的食物。

注意患者的咳嗽情况。支气管镜检查后可能会引起咳嗽，这是正常的反应。但如果咳嗽剧烈、持续不缓解，或者咳出大量鲜血，要及时告知医生。

同时，要多关心患者的心理状态。检查后患者可能会感到紧张、焦虑，家属要给予安慰和鼓励，让其保持放松的心情。

另外，要按照医生的嘱咐，按时协助患者服用相关药物。

总之，在患者做完支气管镜检查后的陪护过程中，家属要细心观察、耐心照顾，有任何异常情况都要及时与医生沟通，以确保患者能够顺利恢复。

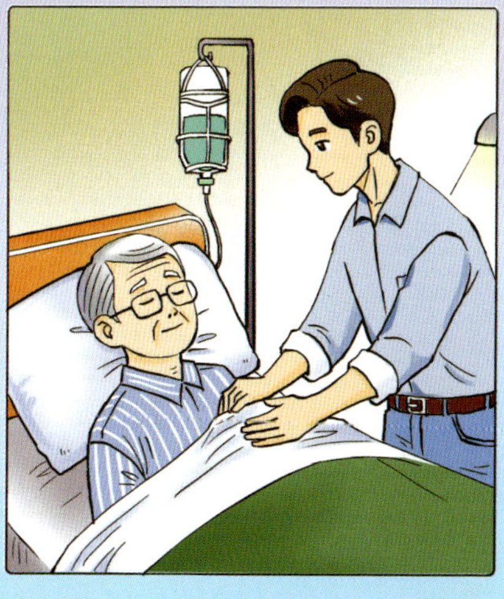

43. 支气管镜检查后需要卧床休息多久，什么时候可以恢复正常活动?

一般来说，支气管镜检查后最好先卧床休息 2 ~ 4 小时。

如果是局麻下做的支气管镜检查，大约 2 小时后，若无咯血、呼吸困难等症状，就可以试着坐起来，慢慢恢复正常活动。

若是全麻下做气管镜检查，那就需要多躺一会儿，大概 4 小时。等到麻醉药的效力消退，吞咽动作、咳嗽反射等都恢复正常了，再开始慢慢活动。

当然，恢复的时间随着治疗项目和每个人身体状况的不同会存在较大差异。所以，做完支气管镜检查后，要耐心地给身体一点时间，好好恢复。

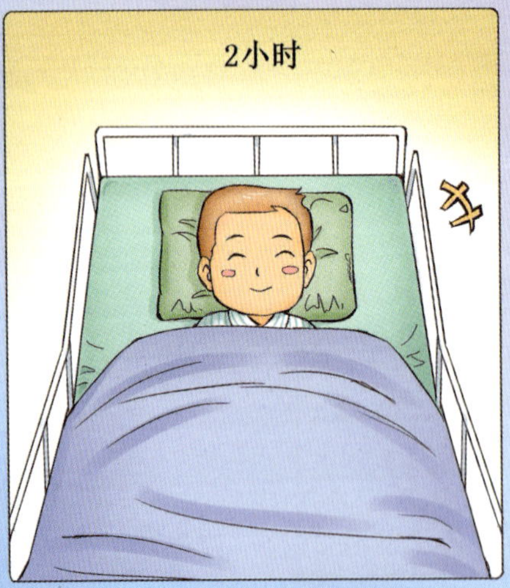

局 麻

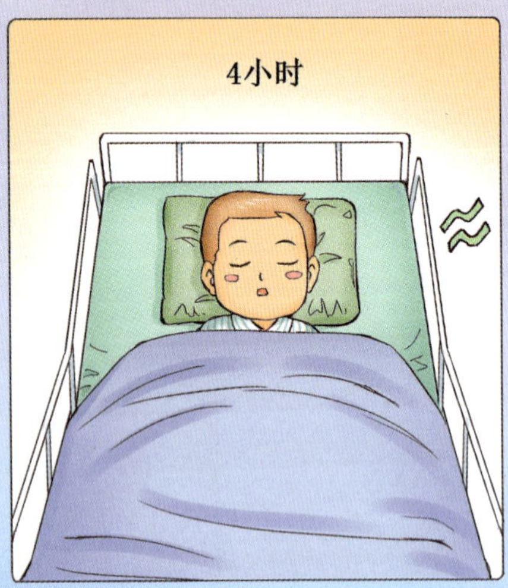

全 麻

44. 支气管镜检查后能立即回家吗?

一般情况下，在检查后是不建议立即离开医院的。

在刚做完支气管镜检查后，需观察有没有不舒服，例如有没有咯血、呼吸困难之类的情况。要是有这些情况，则不能离开医院，需要进行处理。

即使没什么不舒服，仍然建议在医院休息一会儿，等身体状况稳定后再离开。

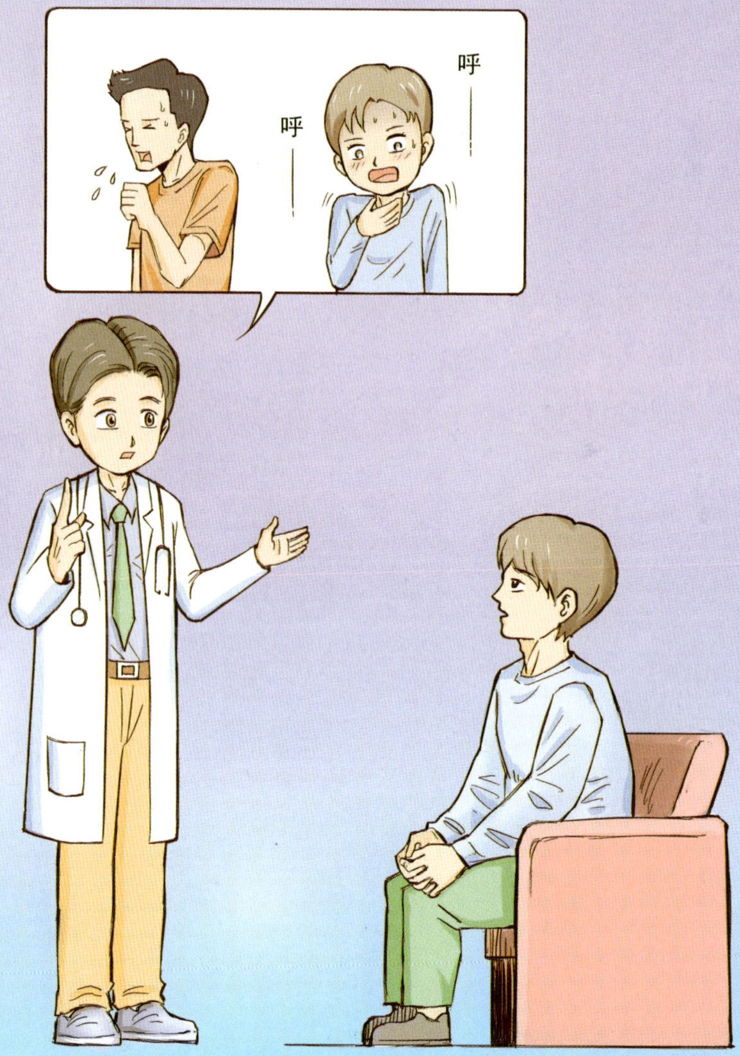

45. 支气管镜检查后会有哪些不适？若症状严重需要就医吗？

支气管镜就像是一个“小小探测器”，这个探测器伸入患者的气管里进行探查，同时患者的身体可能会对这个“不速之客”产生一些反应。

有的人可能会感到喉咙不适，有轻微的异物感或瘙痒，甚至可能伴有轻微的疼痛。同时，也可能会出现几声咳嗽，感觉肺部有些不适。

然而，如果症状较为严重，则不能掉以轻心。例如，咯血，特别是持续性且量较大的咯血，或者感到呼吸困难，就像被人扼住了喉咙一样喘不过气来。在这种情况下务必及时就医，切勿延误病情。

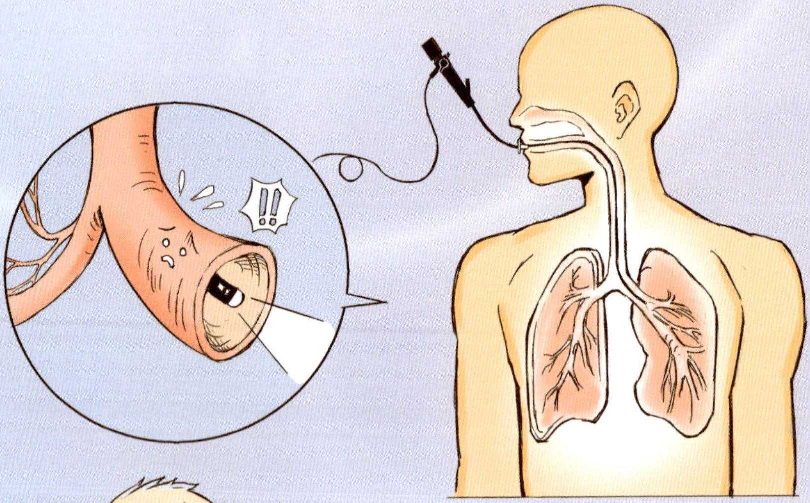

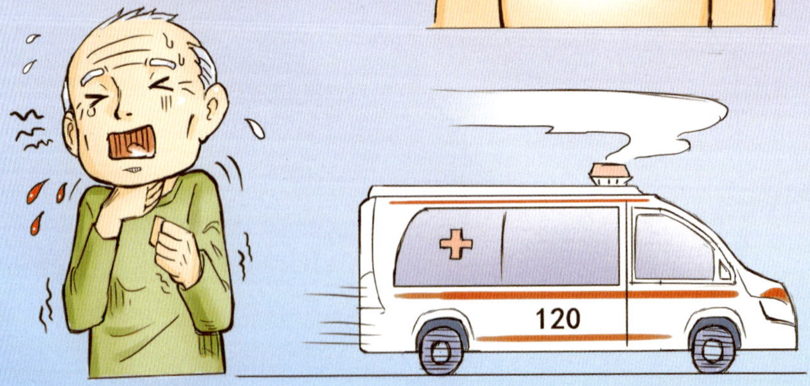

46. 支气管镜检查后能不能马上说话?

刚做完支气管镜检查，建议不要急于说话。

嗓子就像一扇自动感应的小门，也就是医学上说的“声门”。由于麻药的作用，在检查刚结束时，声门的功能可能还不太协调，处于一种“暂时失灵”的状态。如果此时马上说话，可能会感觉嗓子干涩、疼痛。因此，建议给嗓子一点时间来恢复。

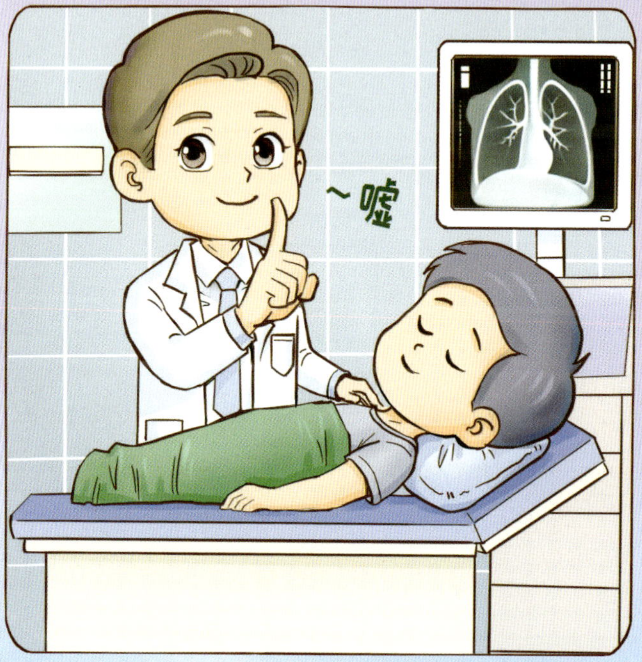

47. 支气管镜检查后痰的颜色和量发生变化是不是有问题?

做完支气管镜检查后，若患者发现痰的颜色和量有所变化，请勿慌张，因为轻度变化可能在正常范围内。

术后短时间内痰中可能会带有少量血丝，这属正常现象，通常是由于检查过程中支气管黏膜受到一定程度的刺激，或是医生使用钳子在支气管黏膜或病灶部位进行活检取样，抑或在支气管腔内实施了激光、冷冻、高频电等治疗所致。这些操作可能导致少量出血并混入痰液中，一般情况下，血丝会在短时间内逐渐减少并消失，少量痰中带血的现象也可能持续约 2 天。只要痰中带血量未出现明显增加，患者可继续观察。

不过，如果痰中血量增多，甚至转变为鲜血，或出现大量脓痰并伴有发热等情况，这可能意味着检查部位出血未得到有效控制，或已发生感染。这些情况均属于异常状况，患者需要高度重视，应及时联系医护人员并进行处理。

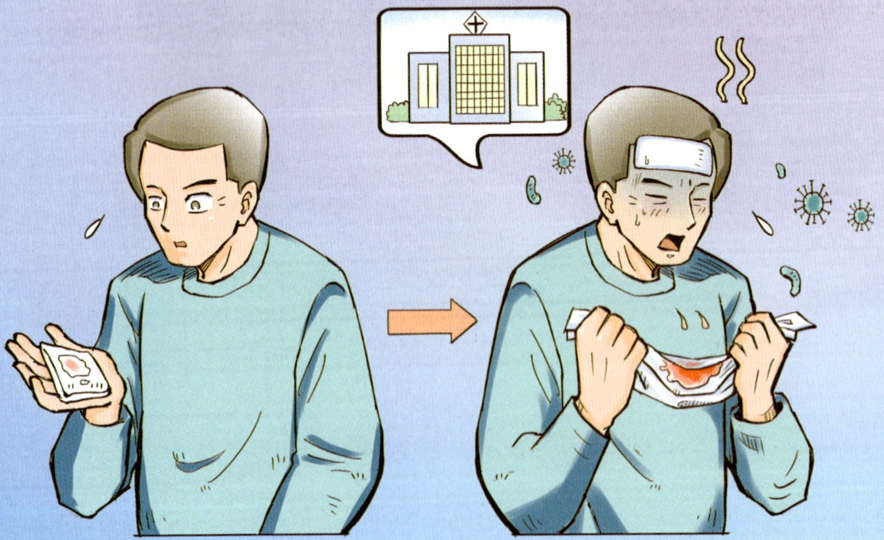

48. 支气管镜检查后有血怎么办?

支气管镜检查后，若患者发现痰中有少许血丝，无须过分惊慌。因为支气管镜在狭小的气道内进行探查时，难免会对气道造成轻微擦伤。此外，活检或治疗性操作也可能损伤支气管黏膜，导致持续性痰中带血。此时，建议患者保持安静，充分休息，给予身体足够的自我修复时间。

若痰中血量增多，甚至出现咳出鲜血的情况，患者切勿掉以轻心，应立即联系医护人员。医护人员将根据患者的具体情况进行判断，并提供合适的解决办法。

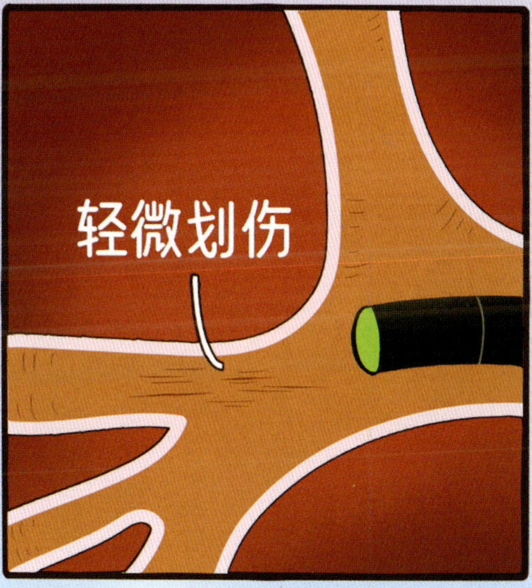

49. 支气管镜检查后出现发热应如何处理?

支气管镜检查后，若患者出现发热症状，首先应保持冷静，切勿惊慌。

若发热为低热（体温 37.3℃ ~ 38℃），这可能是检查后的正常反应。因为在支气管镜检查过程中，医生可能会在气道内使用麻醉药物局部麻醉、生理盐水冲洗痰液，或在活检等操作后喷洒止血药物。此外，支气管镜等器械在检查过程中对呼吸道的刺激也可能引起患者的应激反应，从而导致低热。在此情况下，建议患者多喝温水、适当休息，并密切观察体温变化。

若体温达到 38℃以上，或发热持续时间较长，且伴有咳嗽加重、咳痰增多且颜色异常（如黄色、绿色脓痰等）、胸痛、呼吸困难等症状，则可能是发生了感染。此时，患者应及时告知医生。医生将会进行相应的检查，如血常规、胸部 X 线等，以确定发热是否由感染引起，并根据检查结果使用抗生素等药物进行相应治疗。

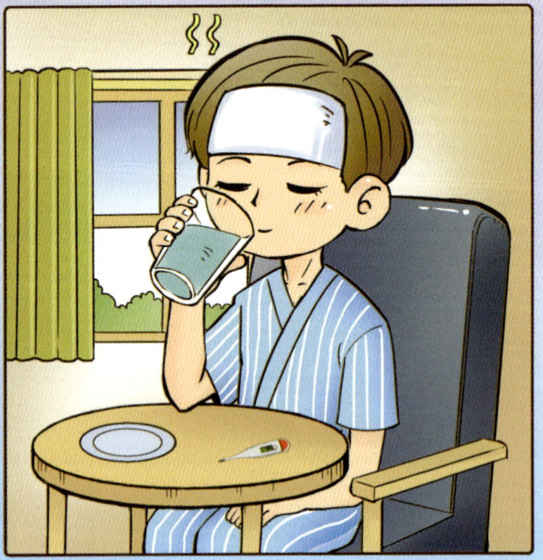

4

第四章

技术 / 诊断篇

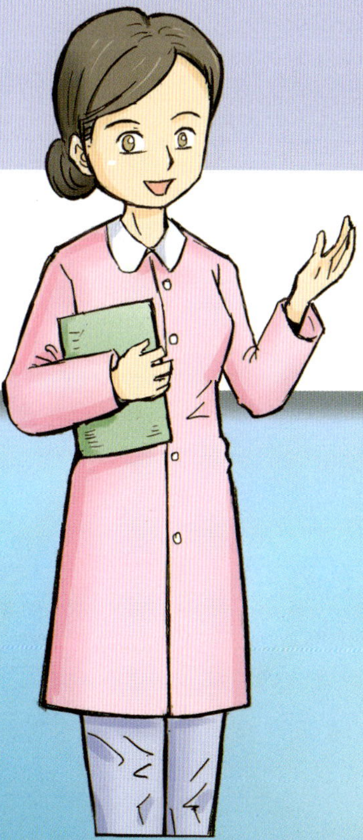

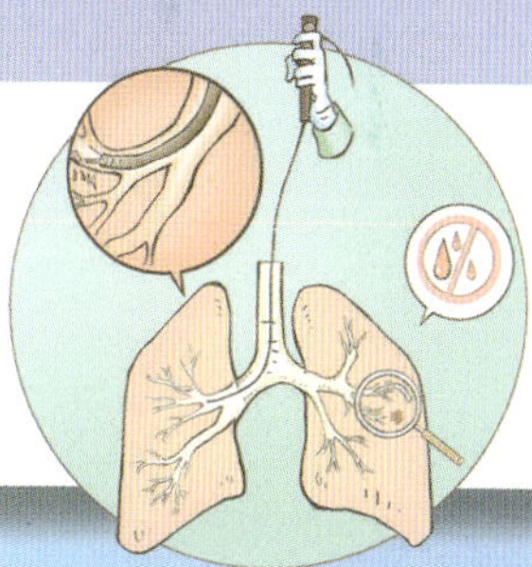

50. 支气管镜有几种操作方法?

(1)经口插入法

操作过程：这是较为常用的方法。先对患者口咽部进行适当的局部麻醉，然后将支气管镜经口腔缓慢插入。支气管镜沿着咽喉、声门逐步进入气管、支气管。

适用情况：适用于大多数需要进行支气管镜检查的患者，尤其是那些病变位于支气管较深的位置，经口插入能提供更直接的路径以到达目标部位。

(2)经鼻插入法

操作过程：在对鼻腔黏膜进行局部麻醉后，将支气管镜从鼻腔插入。支气管镜通过鼻腔、鼻咽部，再进入气管、支气管。

适用情况：对于一些不能经口插入的患者，如口腔存在严重损伤、牙关紧闭等情况，经鼻插入相对更舒适，可减少患者在检查过程中的恶心、呕吐反应，对于操作时间较长的支气管镜检查患者，经鼻插入法可能是较好的选择。

(3)经气管插管或气管切开通道插入法

操作过程：对于已经进行了气管插管或气管切开的患者，可以直接通过气管插管或气管切开的通道插入支气管镜。

适用情况：适用于已经建立了人工气道的患者，如在重症监护病房中的一些重症患者，在需要进一步明确支气管内病变情况时，可采用这种方法进行支气管镜操作。

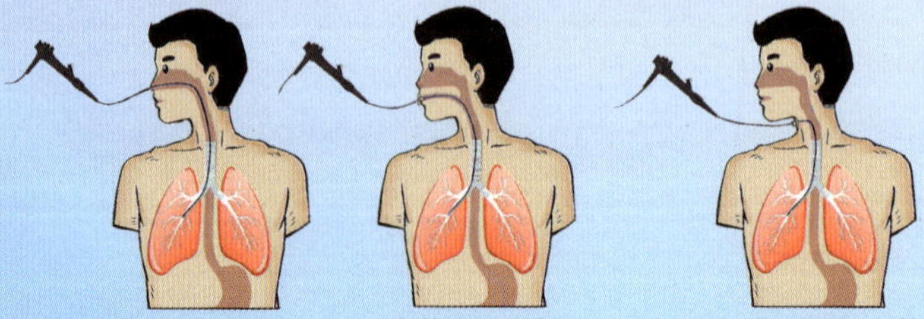

气管镜经鼻插入　　气管镜经口插入　　经气管切开插入气管镜

51. 什么是经支气管镜活检?

经支气管镜活检是一种重要的医学诊断手段。

在进行支气管镜检查时，医生会经过口腔或鼻腔将支气管镜插入患者的气管和支气管内，以直接观察气管和支气管的内部状况，如黏膜是否有炎症、是否存在异物或畸形等。在临床上，仅凭视觉观察往往难以明确诊断疾病，有时需要通过取得一块或者数块黏膜或者组织标本去做病理检测来明确疾病的性质。经支气管镜活检就是当支气管镜到达可疑病变部位（如肿物、结节、黏膜异常等）时，通过支气管镜上的活检通道，使用特殊的活检钳夹取一块或多块黏膜或组织标本。

黏膜或组织标本会被送到病理科进行病理检查。病理医生会在显微镜下观察组织细胞的形态、结构等特征，以确定病变的性质是良性（如炎症、良性肿瘤等）还是恶性（如肺癌）。

经支气管镜活检适用于以下情况：a. 肺部疾病的诊断。对于肺部出现不明原因阴影、肿块或咯血等症状的患者，经支气管镜活检是一种重要的诊断方法；对于怀疑肺癌的患者，它可以协助确诊并明确肿瘤的类型（如腺癌、鳞癌等），从而为后续的治疗（如手术、化疗、放疗等）提供依据。b. 感染性疾病的诊断。对于某些特殊的感染性疾病，如肺结核、肺部真菌感染等，通过活检可以找到病原体或确定病变的病理特征来明确诊断。

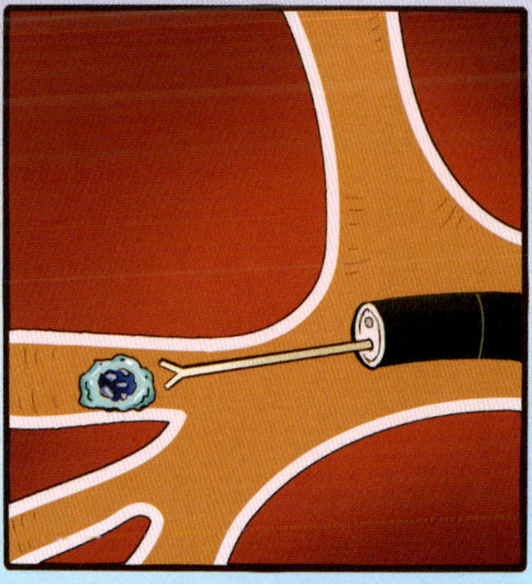

52. 经支气管镜活检和经皮穿刺活检有什么区别?

(1)操作途径

经支气管镜活检是通过人体的自然腔道(口腔或鼻腔)插入支气管镜,进入气管和支气管内。当发现可疑病变时,通过支气管镜,从气道内部到达病灶,直接获取组织样本。穿刺活检通常是在皮肤表面定位目标病变后,使用穿刺针经胸壁的皮肤穿刺到达胸腔内的病变,从而获取组织样本。

(2)适用病变部位

支气管镜活检主要适用于气管、支气管内以及靠近支气管的肺部或淋巴结的病变。对于中央型病变(如位于肺门附近、靠近大支气管周围的肿瘤),经支气管镜活检有较高的诊断价值。穿刺活检更适用于周围型病变(如远离肺门、靠近肺部外周的病变等)或胸腔壁的病变。

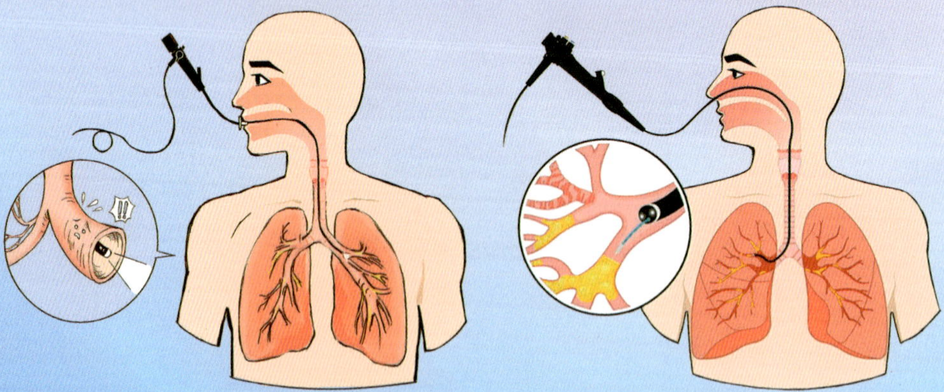

（3）准确性

经支气管镜活检对于支气管腔内病变的诊断准确性较高，但对于支气管外且尚未侵犯到支气管的病变可能存在取样困难，导致准确性下降。穿刺活检可以直接获取病变组织，但对于较小或位置特殊的病变，可能出现穿刺偏差而影响病理诊断的准确性。

（4）风险

支气管镜活检可能引起气道痉挛、出血、低氧血症等，不过总体风险相对较低。穿刺活检存在出血、气胸、感染等风险，尤其是在穿刺一些靠近心脏、大血管等重要器官周围的病变时风险相对较高。

因此，选择经支气管镜活检还是经皮穿刺活检要根据患者各方面的情况，具体问题具体分析后再决定。

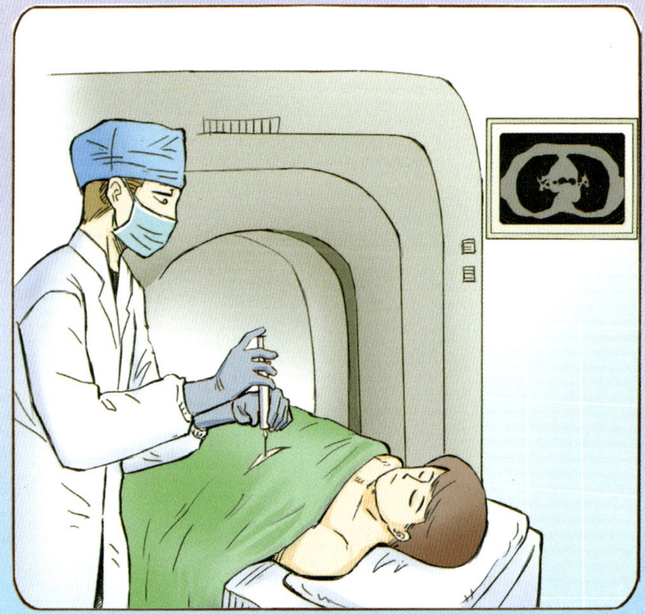

53. 支气管镜下针吸活检和常规活检有什么不同?

（1）取样工具与方式不同

常规活检是使用活检钳进行取样。该操作通过支气管镜的活检通道，将活检钳送到病变部位，直接夹取病变组织。针吸活检是利用特制的穿刺针进行活检操作时，将穿刺针通过支气管镜的工作通道进入到气道内，然后穿透气道壁插入到病变部位，通过负压吸引抽取病变组织或细胞。

（2）适用病变类型不同

常规活检适用于腔内可见病灶或者肺组织病变，组织相对较坚实、容易用活检钳夹取。例如，支气管黏膜上明显的肿物、结节等，常规活检通常能获取足够的组织进行病理诊断。针吸活检则更适合黏膜下病变、纵隔淋巴结肿大等情况。当病变位于支气管壁黏膜下或周围淋巴结时，针吸活检能够抽取到组织细胞，而常规活检钳在气道表面难以到达真正的病变部位并获取有效样本。

（3）获取样本特点不同

常规活检获取的组织块相对较大且完整。这有利于病理医生进行组织结构的观察，对于判断病变的类型（如肿瘤的分化程度）更准确。

针吸活检获取的样本以细胞成分为主，组织碎片相对较少，通常需要多次穿刺取样。这种样本在判断细胞异型性等方面有优势，但对于需要观察组织结构特征的病变诊断，则存在一定局限性。

（4）风险程度不同

常规活检主要风险包括出血、局部黏膜损伤、气胸等。针吸活检除了可能有出血、纵隔气肿等风险外，由于是针吸操作，存在损伤周围重要结构（如血管、神经等）的潜在风险，不过总体风险在可控范围内。

因此，选择支气管镜下针吸活检还是常规活检需由操作医生根据患者的具体情况综合判断后决定。当然，在某些情况下也可以联合应用这两种方法。

54. 接受了支气管镜下活检，就是气道内发现癌变了吗？

接受了支气管镜下活检，并不意味着气道内一定存在癌变。支气管镜下活检是一种重要的诊断手段，其目的是获取气道内疑似病变组织进行病理检查，从而明确病变的性质。

一方面，多种非癌性病变也可能需要进行支气管镜下活检。例如，肺部的炎性病变，如肺结核、肺真菌感染等，它们在影像上可能表现出与肿瘤相似的特征，如肺部阴影、结节等。通过活检可确定是炎症细胞浸润而不是癌细胞。还有一些良性的气道内肿物，如错构瘤、平滑肌瘤等，当它们在支气管镜下表现异常时，也需要进行活检来与恶性肿瘤进行鉴别。

另一方面，即使支气管镜下发现可疑病变并进行活检，其结果也存在假阳性和假阴性的情况。活检结果的准确性可能受取材部位和取材量等因素影响。如果取材时未准确取到癌变组织，可能导致恶性肿瘤被漏诊，即出现“假阴性”结果；而如果将一些反应性增生的细胞误判为癌细胞，则可能导致良性病变被误诊为恶性病变，即出现“假阳性”结果。

所以，支气管镜下活检只是一种诊断工具，其结果需要结合患者的临床表现、影像学等多方面因素来综合判断气道内是否发生癌变。接受支气管镜下活检，并不等同于气道内一定发现了癌变。

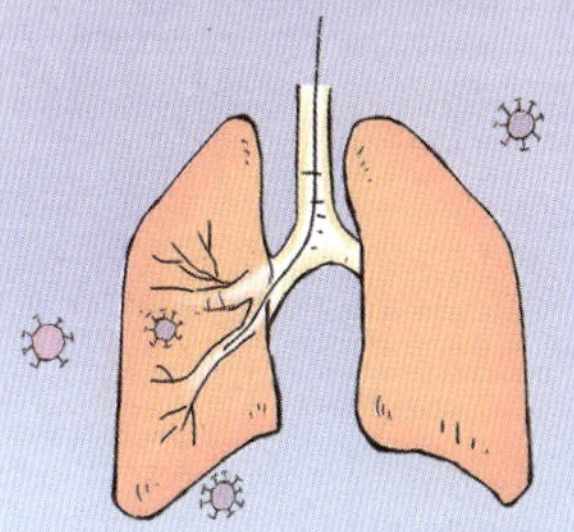

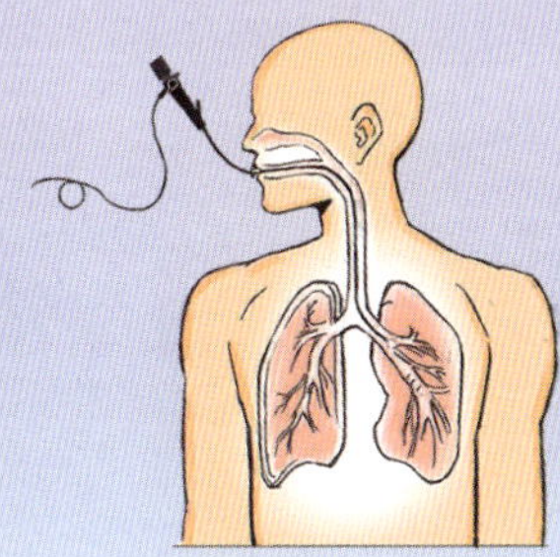

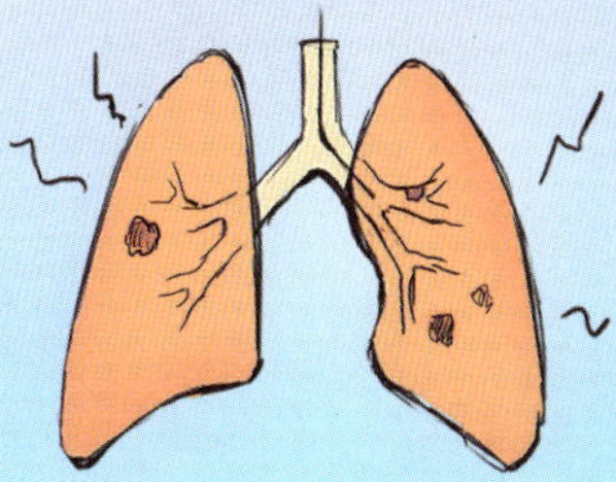

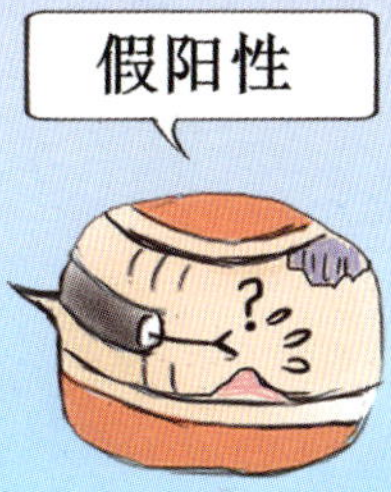

55. 支气管镜下的冷冻治疗适合什么疾病?

支气管镜下冷冻治疗是指在支气管镜的引导下，通过冷冻探头使局部需要治疗的组织周围温度急剧下降，从而可控地破坏或切除局部病变组织。通常使用二氧化碳（CO_2）作为制冷剂。

在实际操作中，医生在支气管镜的引导下，通过支气管镜的工作通道将连接有冷冻气罐的探头置入气道内的目标靶点处，启动制冷治疗仪、释放制冷剂使探头周围温度急剧下降，导致目标组织（黏膜及下方组织）快速冰冻、结晶，从而实现冷冻切割、冷冻融解或粘连取物的治疗目的。

支气管冷冻技术适用于呼吸道疾病的诊断和治疗。

在诊断方面，医生可以通过冷冻肺活检获取气管、支气管腔内或肺组织样本。目前该方法主要用于弥漫性肺病（如间质性肺疾病）的组织采样和诊断。

在治疗方面，冷冻治疗适用于气道内的占位，包括气管、支气管腔内的恶性肿瘤的姑息治疗和良性病变的根治性治疗。此外，支气管冷冻技术也可以用于气管、支气管内异物取出、血凝块或黏液栓清除、气管支架置入后支架周围增生的新生物 / 肉芽组织清理。

基于快速冷冻和固定的特点，冷冻治疗可以冻取和清除多余的组织或异物，从而达到治疗的目的。同时，它还可用于预防和治疗电刀、氩气刀等热治疗后病变基底部易发生的肉芽组织增生，以及支气管结核等引起的气道瘢痕狭窄。

总之，冷冻治疗是一种有效且安全的技术，广泛应用于气道内多种疾病的诊断和治疗。

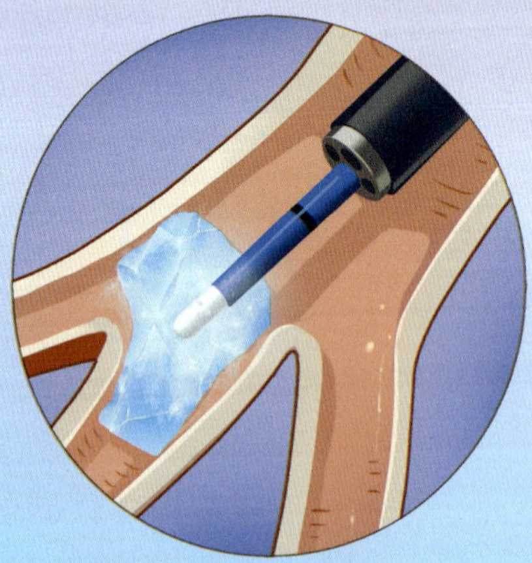

56. 什么是冷冻肺活检？为什么要做冷冻肺活检？有什么注意事项？

冷冻肺活检是指经支气管镜将冷冻探头送至支气管或肺内病变区域，通过快速释放制冷剂来吸收周围环境的热量，从而使冷冻探头周围迅速降温，将探头周围的组织冷冻凝固。操作者利用冷冻凝固时的强黏附力，将探头及周围冻结的组织整体拔出，获得较大的组织样本，用于后续的病理诊断。

在临床实践中，对于气管腔内可见的病变，临床最常用的取样技术是活检钳活检。但由于活检钳获取的组织量有限，导致诊断敏感度和确诊率偏低。所以，临床医生会根据患者肺部的实际情况和诊断需求，进行综合评估，有针对性地选择冷冻肺活检作为取样方式。

对于气管镜下不可见的外周病变，冷冻肺活检可应用于间质性肺疾病、肺外周结节的诊断以及肺移植术后排斥反应的监测。例如，以往难以诊断的间质性肺疾病，使用冷冻肺活检的方式可以获取标本协助诊断，从而避免了开胸活检的风险和创伤。目前，冷冻肺活检是替代外科肺活检的重要方法。

冷冻肺活检是物理冷冻的方法，术后出血和气胸的并发症比活检钳肺活检的发生率和严重度明显增加，医生通常会在操作过程中通过预先置入球囊来控制出血。患者在术后应注意休息，避免剧烈咳嗽。如果有大量活动性出血或胸痛、胸闷的症状，应尽快告知医生，及时处理。

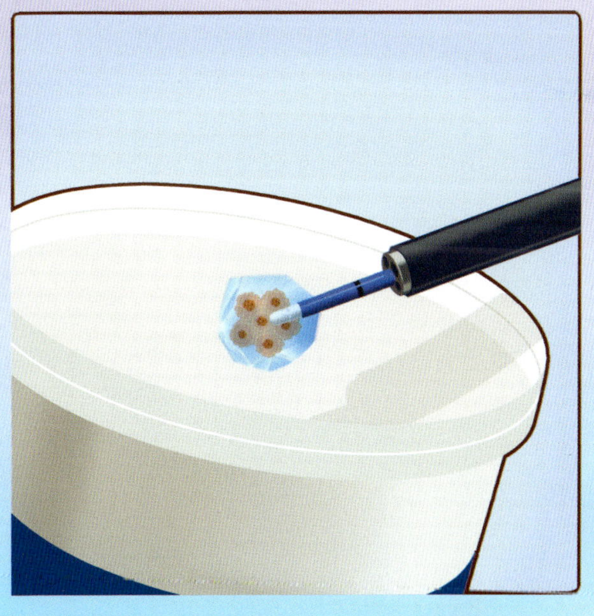

57. 经支气管镜肺泡灌洗有什么好处和坏处?

经支气管镜肺泡灌洗是一种诊疗技术，医生将支气管镜送达目标支气管或段支气管后，经支气管镜的管腔注入适量的37℃生理盐水，再利用负压抽吸回收灌洗出的液体，用于后续的检测分析，以诊断或治疗肺部疾病。

（1）经支气管镜肺泡灌洗的好处

① 可以清除气道内的分泌物、痰栓，改善通气功能；刺激咳嗽，促进咳痰，实现气道廓清。

② 对于一些肺部炎症性疾病，通过反复的灌洗，促进肺泡内异物排出、炎症吸收等，可以减轻炎症反应，达到治疗目的。

③ 通过对灌洗液进行细菌、真菌、细胞学、免疫、生化等检查，有助于明确病因、发病机制，协助诊断。

（2）经支气管镜肺泡灌洗的坏处

① 操作过程中会出现灌洗液沿目标灌洗支气管进入到其他支气管内的情况，引起污染物沿着气管播散，或病原微生物沿着支气管迁移。

② 灌洗液刺激会导致部分患者发生咳嗽等不适。

③ 吸除灌洗液过程中，如果负压过大，可导致局部黏膜水肿、充血、远端支气管闭塞。

④ 操作结束后，患者可能出现短时间咳嗽、痰液中带有少量血迹，但通常经过休息后可缓解。

⑤ 个别患者可能出现发热、心率加快、血氧饱和度降低情况，可能与机体应激和灌洗液滞留过多有关。通过吸氧、休息和咳嗽等措施多数症状可缓解。

⑥ 文献上虽有报道支气管壁穿孔、出血、患者心脏呼吸骤停等情况，但临床极为少见。

经支气管镜肺泡灌洗相对无创，并发症较少，容易耐受，是当前多种呼吸系统疾病的常规诊断和鉴别诊断手段。

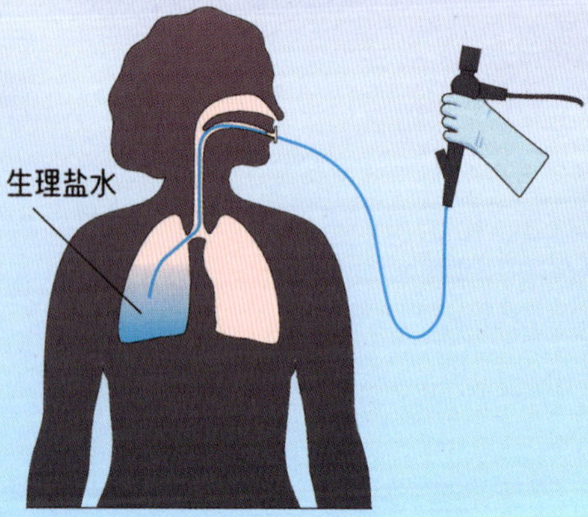

58. 经支气管镜肺泡灌洗一般要多长时间?

经支气管镜肺泡灌洗分肺段 / 亚肺段灌洗和全肺灌洗。肺段 / 亚肺段灌洗多用于采集标本进行检验，而全肺灌洗则主要用于治疗如肺泡蛋白沉着症、矽肺、肺泡微石症等疾病。

在患者配合的情况下，排除术前准备、麻醉等过程，单纯经支气管镜进行的肺段 / 亚肺段灌洗操作一般 5 ~ 10 分钟即可完成。

针对肺泡蛋白沉积症、尘肺、矽肺等疾病的全肺灌洗术，需要在全身麻醉条件下进行。根据患者的肺容量和疾病的严重程度决定灌注的液体量。每次灌入 500 ~ 1 500 mL 的 37℃生理盐水，一般每次灌入时间 5 ~ 15 分钟，而将灌入的液体引流出来的时间为 10 ~ 30 分钟。灌洗的原则是尽可能将肺内积存的粉尘和有害物质彻底清除，直到观察到灌洗液由浑浊变为清澈为止。对于尘肺病患者，由于肺部纤维化病变较重，医生需要根据病变情况，每侧肺灌洗 10 ~ 15 次，直至灌洗回收液变得清澈。而对于肺泡蛋白沉积症患者，单侧肺通常需要灌洗约 10 ~ 20 次，灌洗液才会变得清澈。因此，全肺灌洗所需的时间较长。

综上所述，经支气管镜肺泡灌洗的时间因患者基本情况、疾病类型及灌洗目的的不同而有所差异。

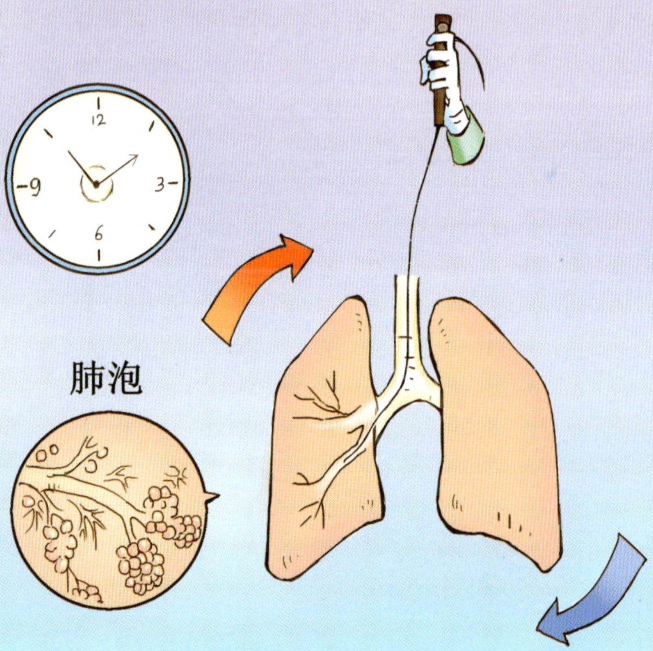

59. 荧光支气管镜和一般的支气管镜有什么区别？

医学研究发现，人体组织内本身含有特定的荧光基团，这些荧光基团在受到一定波长的光线照射后，可以发射出色彩鲜艳的荧光。由于肿瘤组织和正常组织的生物化学结构存在差异，它们所含的荧光基团也不尽相同。因此，在相同波长的光线照射下，会发出不同颜色的荧光。

通常的支气管镜检查是用普通的光来照射，我们称之为“白光支气管镜”。而荧光支气管镜是根据上述原理，采取特定波长的光来照射，即“荧光支气管镜”。在临床上，我们常用的荧光支气管镜一般是自荧光支气管镜（AFB）。自荧光支气管镜是在一般支气管镜的基础上结合细胞自发性荧光及信息技术所开发的一种支气管镜。它能够利用肿瘤组织与正常组织所发出的不同颜色的荧光，来发现极其微小的病变。在自荧光支气管镜下，正常组织通常显示为绿色，而不典型增生、原位癌及浸润癌等病变组织则显示为棕色或品红色。

荧光支气管镜对不典型增生、原位癌等早期肺癌及癌前病变的发现率和诊断率都明显高于普通的白光支气管镜。在临床上，自荧光支气管镜能够发现极其微小的病变，从而大大提高了支气管镜活检的灵敏度及检查准确率，对及时发现肺癌术后复发具有重要意义。此外，自荧光支气管镜还可以清晰地显示肺癌的浸润边界，为手术方式的选择和切缘的确定提供准确可靠的依据。同时，它也可以为病理取材部位的选择提供更加准确的信息。

可以说，自荧光支气管镜技术使得早期恶性病变、癌前病变在荧光的照射下无所遁形，为肺癌的早期诊断和治疗提供了有力的支持。

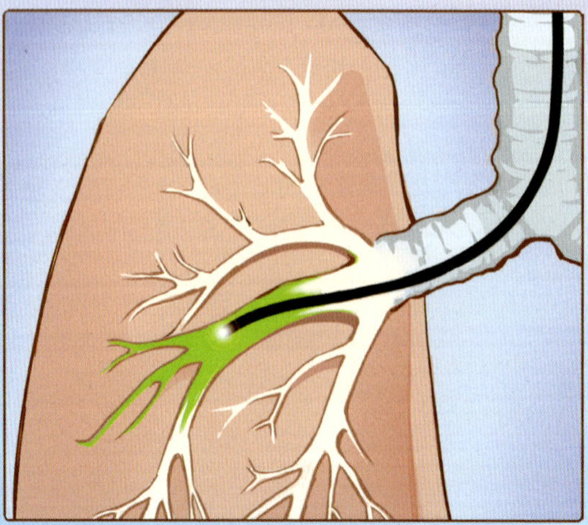

60. 超声支气管镜有哪些类型?

超声支气管镜是 20 世纪 90 年代出现的新技术。超声支气管镜是常规支气管镜技术和超声技术的结合，使气管镜的应用范围由支气管腔内病灶扩展到支气管腔外，对支气管、纵隔和肺外周病变的诊断和治疗有极大的临床价值。超声支气管镜主要分为以下两种类型。

（1）超声支气管镜引导下经支气管针吸活检（EBUS-TBNA）

EBUS-TBNA 的特点是在支气管镜前端部搭载了微型超声探头，形成一体化的超声光纤支气管镜。通过超声引导，可清楚地显示气道壁、气道外纵隔内血管和淋巴结，并且可以了解这些组织结构与占位性病变之间的关系。EBUS-TBNA 主要用于肺癌的淋巴结转移分期，同时也可以用来诊断肺内肿瘤、不明原因的肺门和 / 或纵隔淋巴结肿大、纵隔肿瘤、肺结节病等。

（2）经支气管超声导向鞘引导的经支气管肺活检（EBUS-GS-TBLB）

EBUS-GS-TBLB 的特点是在支气管镜的操作孔道插入超声小探头，小探头可以到达支气管镜不能到达的远端支气管内，利用超声波直接探查肺外周的病灶。EBUS-GS-TBLB 主要用于探查肺外周病变，可以提高活检的阳性诊断率，减少气胸、出血等并发症发生率。

超声支气管镜具有安全性好、微创的特点，在判断纵隔和肺门肿大淋巴结的良恶性、评估肺癌是不是有纵隔淋巴结转移方面，以及在诊断肺外周病变、肺结节等方面都具有很高的准确性、敏感性和特异性，同时创伤性小、风险低。另外，EBUS-TBNA 能够获取数量足够的组织，可以用于分子分型和分子诊断的检测，能更好地指导肺癌等分子靶向的个体化治疗。

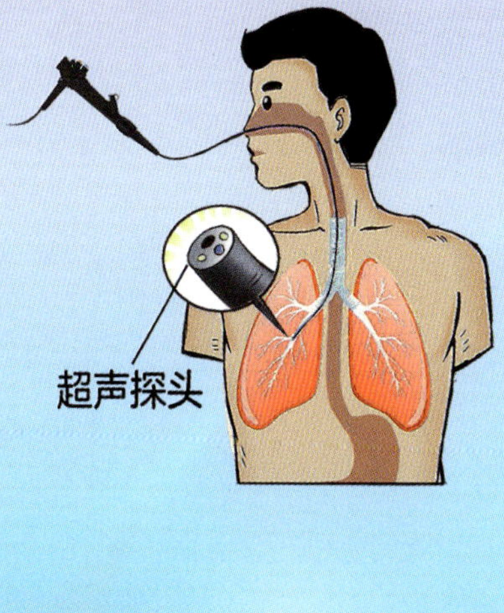

总的来说，超声支气管镜的两种类型各有特点，临床医生会根据患者的具体情况和检查需求选择合适的类型进行检查。

61. 已经做了支气管镜检查，为什么还要做超声支气管镜?

可能有人会问，已经做了支气管镜检查，为什么还要做超声支气管镜呢?这就涉及超声支气管镜的用途。

常规支气管镜检查可以清晰地观察到气管－支气管腔内的情况，如可以发现是不是有病变；如果有新生物，还可以进行取样送检。如果病灶位于支气管腔外面，紧贴着气管壁，但是又没有引起支气管腔内改变时，这种病变就是常规支气管镜的“盲区”，无法对其进行取样，此时“超声支气管镜引导下经支气管针吸活检（EBUS-TBNA）”就发挥了重要作用。医生将超声支气管镜的超声探头贴于气道壁，通过移动探头进行扫描，探查到病灶后，进一步测量病灶的大小、观察病灶内部血流以及相对软硬度等，然后在超声实时监测下，将穿刺针穿刺进入病灶进行取样，最终通过病理分析明确诊断。

此外，支气管的远端分支越多，支气管管腔逐渐狭小。一旦病变位于远端且狭小的支气管里，常规支气管镜就无法达到病灶。这时，就需要借助一条很细但设计精密的鞘管——“经引导鞘管支气管内超声技术（EBUS-GS）”。通过气管镜的钳子管道，这条鞘管能够继续进入更为远端的部位进行探查，让病灶“无处藏身”。医生根据“EBUS-GS”所示的部位，对病灶进行取样送检。并且，这种技术的术后气胸、出血等并发症发生率低，既安全又高效。

总之，超声支气管镜能够清晰观察到支气管管壁外的结构，探查远端支气管的病灶，并且在超声支气管镜的引导下进行活检，提高了诊断率的同时还降低了医疗风险。

自从有了超声支气管镜技术，很多原本需要通过外科手术才能取到的标本，现在通过超声支气管镜检查就能解决，大大减轻了患者的痛苦，同时也降低了治疗的费用。目前，超声支气管镜广泛应用于纵隔疾病的诊断、肺癌的分期、肺外周病变和肺结节的诊断等方面。

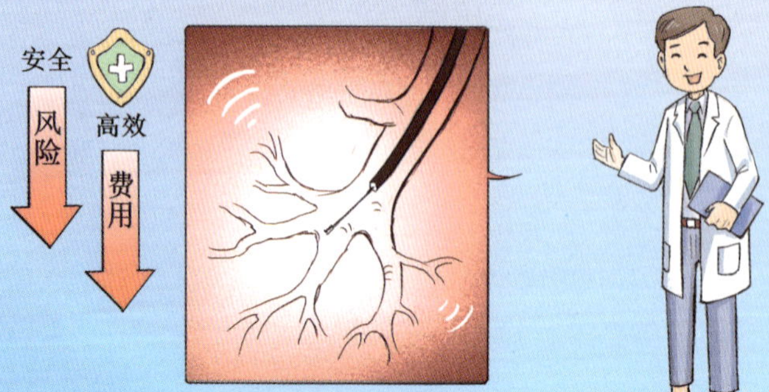

超声支气管镜

62. 什么是支气管镜导航技术?

在医学影像技术快速发展的今天，我们越来越依赖高科技手段来观察和分析人体的内部结构和功能。如何对肺结节进行早期诊断与治疗是临床医生面对的重要问题。由于支气管分叉众多且复杂，肺结节较小且位置常常靠外周，单纯凭经验寻找往往会“迷路”。此时，如果拥有了像北斗导航系统一样的设备，就可以迅速、准确地到达指定位置。支气管镜导航系统，就是能够帮助医生很容易找到肺结节的工具，可以大大提升“到位率”，从而提高活检成功率。

支气管镜导航技术是一种先进的医疗技术，它通过结合支气管镜检查和导航系统，使得医生能够更精确地到达肺部病变区域，尤其是那些传统支气管镜难以到达的外周肺部病变。这项技术主要包括以下几种类型。

（1）电磁导航支气管镜（ENB）

ENB 是一种利用体外磁场定位板来引导气道内探头进行肺部靶病灶的定位、活检及治疗的技术。它通过电磁定位技术，结合高分辨率 CT 成像与计算机虚拟支气管镜技术，引导专业器械至肺外周病变进行活检或治疗。ENB 类似于北斗导航定位系统，可以引导医生准确抵达“目的地病灶”，然后进行更加精准有效的活检或治疗。这种技术的主要优势在于能够到达传统支气管镜无法到达的肺外周病灶，提供新的微创诊治方法。

（2）虚拟导航支气管镜（VNB）

这种技术可以引导支气管镜顺利到达所指定的病变部位，减少不必要的透视。它可以缩短支气管镜插入的实施时间，减轻患者的痛苦和减少操作的危险性。VNB 的主要价值在于辅助术者在虚拟导航系统生成的气道内图像和导航路径下，更高效地选择正确的支气管分支抵达目标病灶。

（3）超声导航支气管镜

这种技术利用超声图像来引导支气管镜，实现末端支气管（肺周围型病变）精确定位。它可提供小气道及其周围组织的 360° 超声图像，帮助医生识别和定位远端病变或支气管镜视野下不可见的更远端的病变。

（4）4D 电磁导航

这是一种全方位导航技术，能够通过常规导航解决支气管腔内病灶，也能通过经支气管镜针吸活检（TBNA）和针刺活钳等方法有效地解决支气管管腔外病灶诊断困难的问题。4D 电磁导航具备呼吸门控技术，可实时追踪手术过程中的呼吸移动，减少人为误差，而且可以做到自动注册，动态校准。

（5）锥形束 CT（CBCT）导航

CBCT 导航基于锥形束 CT 和增强现实透视，能够全方位地显示病灶。锥形束 CT 具有实时影像和三维重建功能，结合图像分割和增强现实技术，有较好的实时导航和定位能力。

这些导航技术的出现，极大地提高了对肺部疾病的诊断率，缩短了诊断时间，使患者得到及时、有效的治疗。它们为肺部病变的诊断和治疗提供了更为精确和微创的方法，尤其在肺癌的早期诊断和治疗中发挥着重要作用。

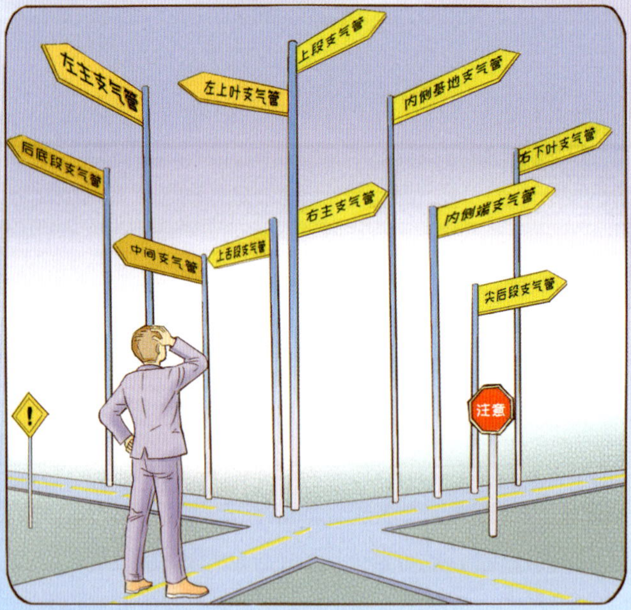

扫码看视频 4　内镜多模态影像　AI 级别精准诊疗

63. 支气管镜下激光治疗的适应证、禁忌证以及作用有哪些?

支气管镜下激光治疗是一种热消融技术，通过支气管镜介导采用钕：钇－铝－石榴石（Nd:YAG）激光、二氧化碳（CO_2）激光等，治疗气管、支气管内肿瘤和狭窄等病变的方法。

（1）适应证

① 气管、支气管原发与转移性恶性肿瘤的姑息性治疗。
② 气管、支气管良性肿瘤的根治性治疗。
③ 气管、支气管肉芽肿及瘢痕狭窄的切割。
④ 近端气道局灶性出血的止血。
⑤ 气管、支气管瘘的封闭。
⑥ 嵌顿性支气管结石、各种嵌顿于气道壁的异物（包括气道内支架）的切割。

（2）禁忌证

① 不适宜行支气管镜检查的患者。
② 气道的外压性狭窄。
③ 操作人员对激光治疗不熟练。

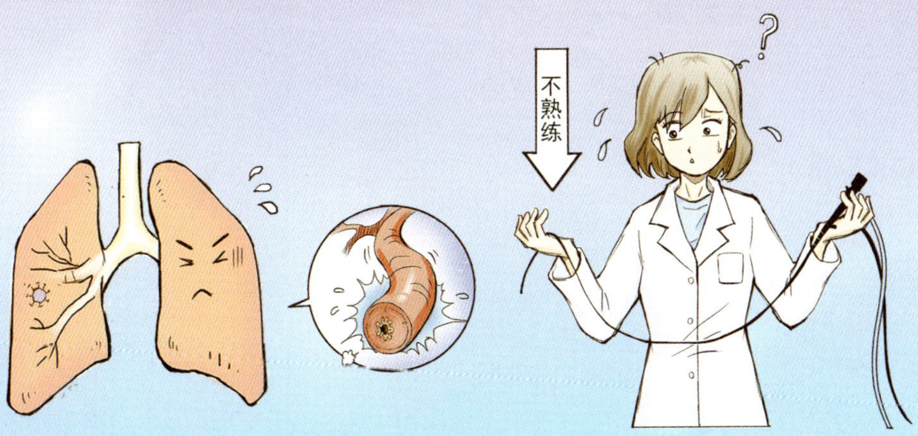

（3）作用

① 迅速缓解呼吸困难症状：对于由呼吸道阻塞性疾病引起的呼吸困难症状，激光治疗能够迅速缓解。

② 改善患者的生命质量：通过减轻气道梗阻，激光治疗有助于改善患者的生命质量。

③ 辅助性治疗：激光治疗可以作为姑息性治疗，用于其他不能进行一线疗法（如手术或放射治疗）的患者，以及需要立即缓解严重危及生命的气道阻塞时。

④ 联合其他治疗：激光治疗的效果有时候不持久，因此可能需要联合其他支气管镜治疗（如置入气道支架和近距离放射治疗）、体外 / 全身性治疗（如外照射放疗或化疗）或重复治疗。

⑤ 治疗咯血：激光偶尔可用于治疗咯血，极少数情况下也用于治疗局限在气道且不可手术的影像学隐匿性肺癌。

⑥ 减少介入治疗后气道再狭窄的发生：通过局部应用抑制瘢痕肉芽组织的药物或采用局部放射性治疗，减少或防止介入治疗后气道再狭窄的发生。

综上所述，支气管镜下激光治疗是一种有效的治疗手段，尤其适用于治疗气管、主支气管梗阻和良性狭窄。

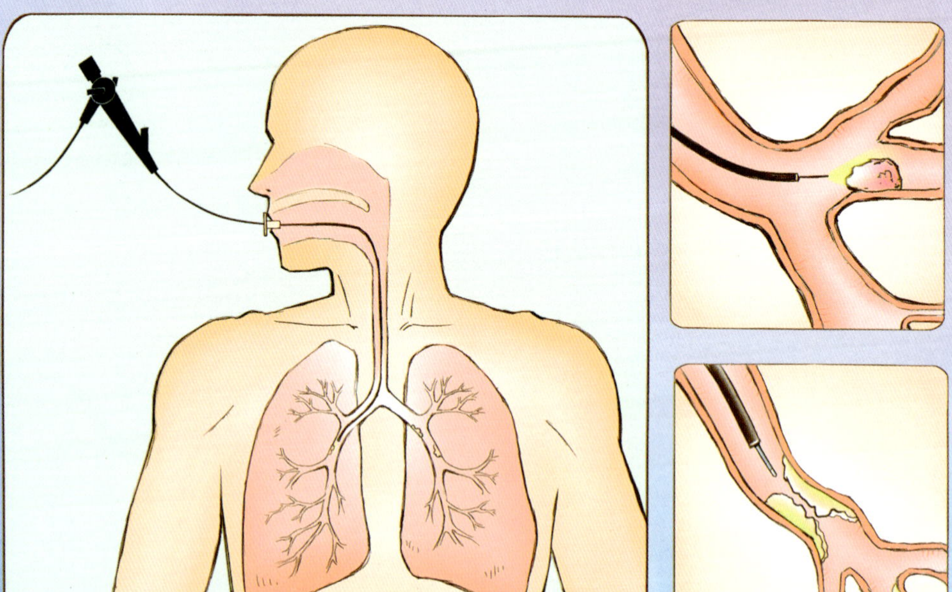

64. 支气管镜下高频电凝治疗的适应证、禁忌证和作用有哪些?

支气管镜下高频电凝治疗是一种常用的医疗技术，在呼吸内科领域具有广泛的应用。

（1）适应证

① 失去手术机会的气管、支气管腔内的恶性肿瘤的姑息性治疗。
② 气管、支气管各种良性肿瘤的根治性治疗。
③ 外伤、气管 – 支气管结核引起的支气管瘢痕狭窄。
④ 切除各种炎性、手术、外伤及异物引起的气管支气管内肉芽肿。
⑤ 支气管镜可视范围内气道组织出血的止血。

（2）禁忌证

① 装有心脏起搏器的患者。
② 不能耐受常规支气管镜检查的患者。
③ 支气管管壁外型肿瘤患者。

（3）作用

① 维持气道通畅：通过实时清除病灶，高频电凝治疗可以维持气道的通畅，从而改善患者的呼吸功能。

② 促进组织愈合：高频电凝治疗可以封闭出血血管，减少出血，并促进受损组织的愈合。

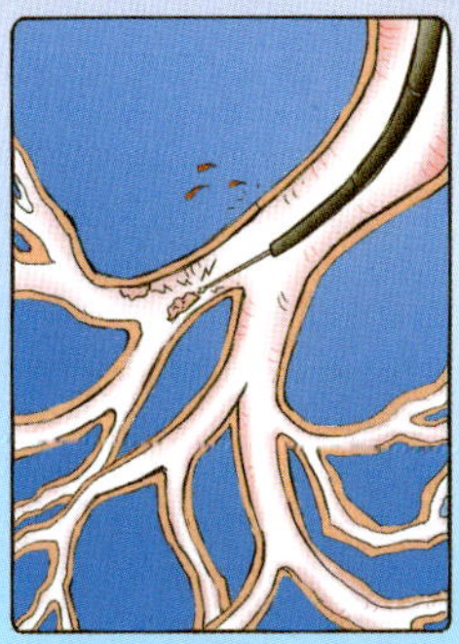

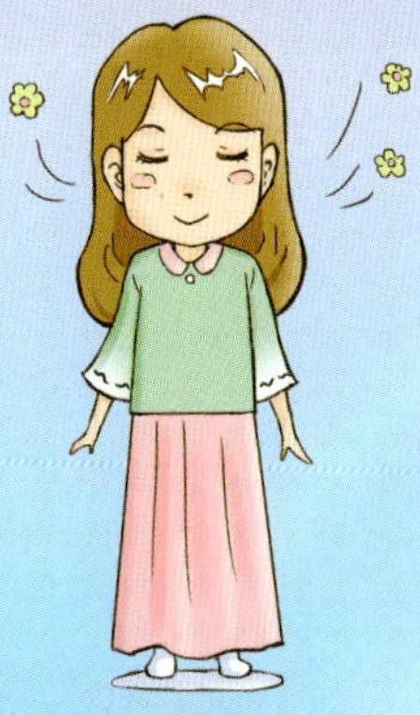

65. 支气管镜下氩气刀治疗的适应证、禁忌证和作用有哪些?

支气管镜下氩等离子体凝固（APC）治疗，又称氩气刀治疗，与高频电凝一样，是一种常用的医疗技术，同样在呼吸内科领域具有广泛的应用。

（1）适应证

① 可视范围内的气管、支气管的局部出血，特别是弥漫性出血。
② 气管、支气管可视范围内的良恶性肿瘤及各种肉芽肿疾病的治疗。
③ 气管、支气管金属支架置入术后，肿瘤或肉芽肿经支架网眼向内生长。

（2）禁忌证

① 装有心脏起搏器的患者。
② 不能耐受常规支气管镜检查的患者。
③ 超出可视范围内的病变或出血灶。

（3）作用

① 组织凝固与止血：氩气刀通过电离氩气流将高频电流的热效应传递到组织上，引起局部高温凝固效应，使组织失活并达到止血目的。

② 微创治疗：氩气刀治疗是一种非接触式热消融技术，对组织的穿透深度比较浅（一般为 3 ~ 5 mm），因此具有创伤小、出血少、安全性高的特点。

③ 畅通气道：通过清除气道内的病变组织，氩气刀治疗可以畅通气道，改善患者的呼吸功能。

总之，支气管镜下氩气刀治疗也是一种安全、有效的医疗技术，同样在呼吸内科领域具有广泛的应用前景。

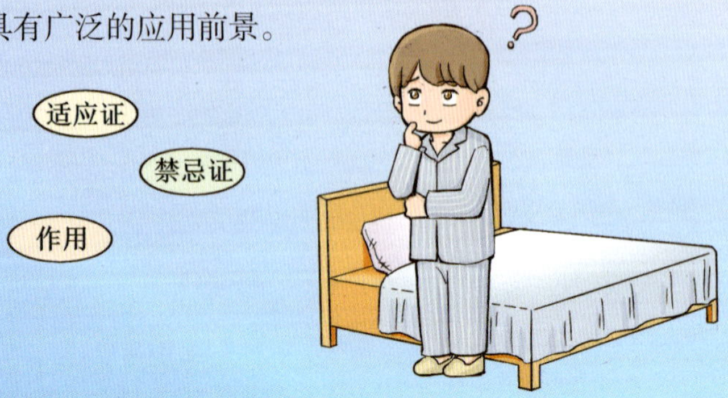

66. 气道支架的类型有哪些?

气道是人体的“生命通道”，一旦堵塞就会危及生命。气管支气管狭窄是呼吸专业常见的急危重症，严重影响患者的生命安全和生活质量。临床上医生通常会采用支气管镜下放置气道支架来治疗气道狭窄，这样可以迅速地扩张气道，缓解呼吸困难。

气道支架主要由具有生物相容性的医用类硅树脂或镍钛合金为基础构建，是治疗气管、支气管狭窄及瘘管等疾病的重要手段，在气管镜介入手术下置入气道内，可迅速重建气道、缓解呼吸困难等症状。

（1）根据材质分类

① 金属支架：经典金属支架根据是否覆膜，分为金属裸支架、部分覆膜金属支架（如 Ultraflex 支架）和完全覆膜金属支架（如 Aero 支架）。与硅酮支架相比，金属支架置入时可使用常用的可弯曲支气管镜，对于高度坏死性狭窄，选择金属支架可能避免使用硬质支气管镜来通过狭窄的气道，从而降低操作带来的气道穿孔风险。

② 硅酮支架：常用支架包括 Dumon 支架、Hood 支架和 Polyflex 支架（硅酮可膨胀支架）。为满足不同病变部位的需要，硅酮支架根据形状分为直形和“Y”形。硅酮支架对良、恶性气道狭窄的治疗均安全可行。硅酮支架置入的局限性在于，其置入需使用硬质支气管镜，且操作过程需全身麻醉。因此，选择硅酮支架时应结合麻醉风险及设备情况具体考虑。

③ 药物洗脱支架：药物洗脱支架的理念源自心血管支架，它不仅具备支架本身的机械性能，还能通过缓慢释放合适的药物，抑制肉芽肿组织形成、预防感染及提供局部化疗等可能性。

④ 生物可降解支架：生物可降解支架刚开始应用于临床，它具有随着时间推移支架逐渐解体的特点，可避免支架置入后发生移除、支架不合适或长期置入后需要更换的情况。同时，生物可降解支架置入后体内停留时间短，与气道组织相容性更高，可降低因支架引起的相关并发症。

⑤ 放射性支架：放射性支架一般应用于恶性气道狭窄患者，支架置入时，支架上载有放射性碘 –125 粒子等。

⑥ 3D 打印支架：基于 CT 的 3D 定制支架，因根据患者实际气道个性化定制，故与患者气道形态更加贴合。但技术要求高、成本高，临床使用受到了一定的限制。

（2）根据形状分类

① 直筒形支架：主要用于上中段气管或一侧主支气管病变（远离隆突≥ 2 cm）。这种支架的形状是直的，没有分支，适用于直线状的气道狭窄部分。

② 哑铃形支架：这种支架的两端较粗，中间较细，形似哑铃，可以适应气道两端较为宽敞而中间狭窄的情况。

③ “L” 形支架：这种支架有 1 个主干和 1 个分支，形状似字母 “L”。它适用于气管和与之相邻的左或者右主支气管病变，可以同时支撑气管和主支气管。

④ “Y” 形支架：也称分叉形支架，这种支架有 2 个分支，形状似字母 “Y”。它主要用于中央气道的病变，如气管中下段、隆突区域以及左右主支气管近端的病变。“Y” 形支架可以同时支撑气管和两侧的主支气管，特别适合于复杂的气道狭窄或气道瘘等情况。

⑤ 小 “Y” 形支架：这种支架是 “Y” 形支架的一种变体，用于左或右主支气管同时有左或右下叶（或者同时有左或右下叶）支气管狭窄，可以帮助解决特定区域的气道狭窄问题。

总之，支气管镜支架类型多样，各有优缺点。支架的选择取决于多种因素，包括病变的位置、长度、性质（良性或恶性），以及患者具体情况。医生会根据患者情况选择最合适的支架类型。支架置入是缓解中心气道狭窄的快速有效方法，但也可能带来一些并发症，如分泌物潴留、炎性反应、肉芽组织增生等。因此，需严格掌握支架适应证，并及时处理并发症。

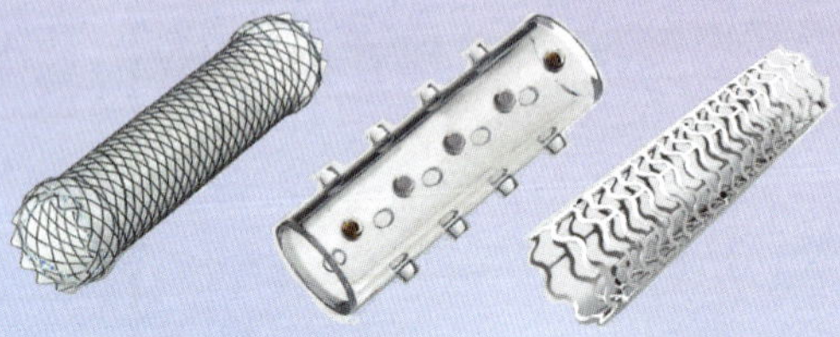

1. 金属支架　2. 硅酮支架　3. 生物可降解支架

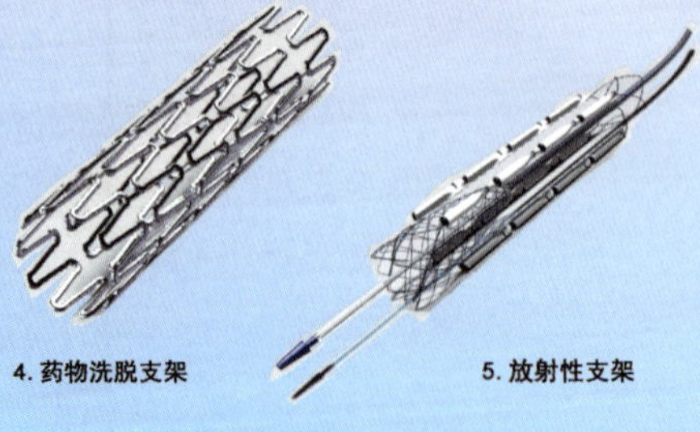

4. 药物洗脱支架　5. 放射性支架

67. 支气管镜下后装放疗的适应证有哪些？它又有何作用？

放射治疗是许多癌症患者对抗肿瘤的重要武器。然而，是否存在一种方法，能像精准的狙击手一样，只针对肿瘤，而不伤害周围的健康器官呢？答案是——支气管镜下后装放疗！这是一种让放射线“零距离”精准打击肿瘤的先进技术。

放射治疗（简称放疗）可以分为“远程攻击”和“近距离爆破”，而支气管镜下后装放疗属于后者。简单来说，它是通过支气管镜将放射性物质直接送到肿瘤所在位置，就像把炸弹安置在肿瘤旁边，然后精准引爆。它更像一名狙击手，只消灭目标，不误伤周围的健康组织。这项新兴的放疗技术有很多优点：疗效好、疗程短、费用低，且不良反应少。因为它能将高剂量的放射线直接送达肿瘤中心，肿瘤就像被瞄准的靶心，迅速被“击穿”，而周围的健康组织则几乎不受影响。那么，哪些患者适合这种“精准狙击”的治疗方式呢？

（1）原发或转移性恶性肿瘤累及大气道的患者

对于无法手术的肺部或气道恶性肿瘤患者，支气管镜下后装放疗可以像手术刀一样精准地瞄准肿瘤，缩小肿瘤体积，缓解症状，从而大大改善他们的生活质量。

（2）外照射治疗的补充

如果患者已经接受了外照射放疗，但肿瘤仍有残留，那么支气管镜下后装放疗就像“打扫战场”的部队，能清除残余的癌细胞，增强整体治疗效果。

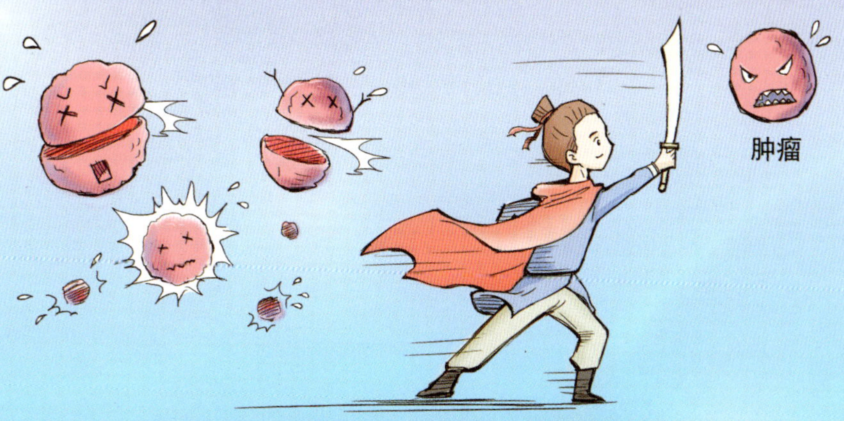

（3）肺癌术后切缘残留或复发的患者

手术后如果有肿瘤复发的风险，支气管镜下后装放疗可以精准地消灭这些“漏网之鱼”，减少复发的机会，延长患者的生存期。

（4）气道恶性病变消融后的患者

有些患者在气道肿瘤消融治疗后可能还留有一些癌细胞，支气管镜下后装放疗就像“最后一击”，确保将所有残余的癌细胞清除干净，帮助患者更好地康复。

总之，支气管镜下后装放疗就像一名精确的狙击手，专门针对气道肿瘤，不仅提高了疗效，还减少了不良反应，给许多无法手术的患者带来了新的希望。随着技术的发展，这种“精准爆破”的治疗方法将帮助越来越多的肿瘤患者提高生活质量，重获健康。

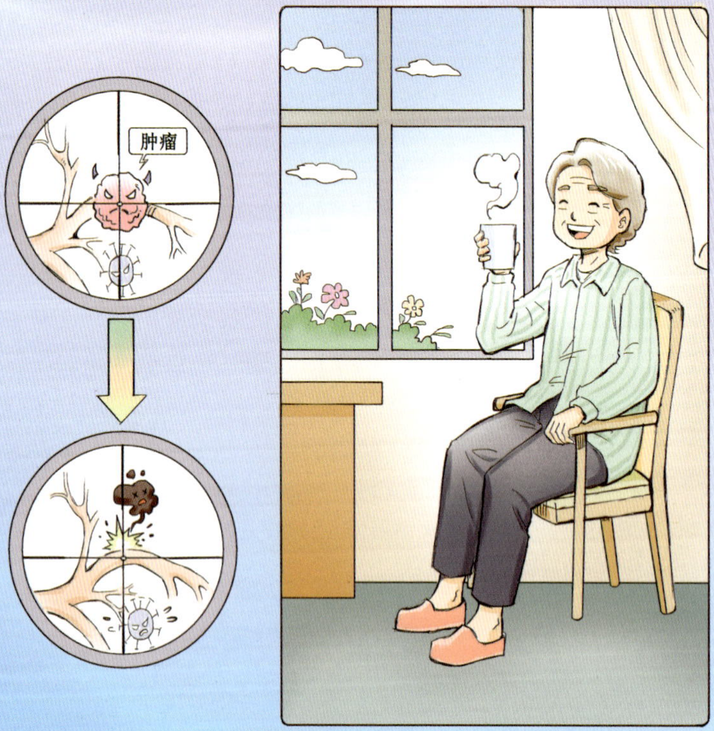

68. 支气管镜下粒子置入术的适应证有哪些？它又有何作用？

放射性粒子置入治疗是一种微创介入治疗方法，属于近距离内放疗技术，借助影像设备的引导，把微小的放射性种子（如 ^{125}I 粒子）精准置入肿瘤内部或肿瘤扩散的区域。这些微型放射源就像“隐形炸弹”一样，持续释放低能量的射线，专门对肿瘤组织进行“定点攻击”，而健康的正常组织几乎不受伤害。

与传统放疗相比，支气管镜下的 ^{125}I 粒子置入具有显著优势：它能让放射线在肿瘤内停留时间更长，定位更精准。它像手术刀一样，只针对肿瘤组织，使肿瘤受到更高剂量的放射，同时最大限度地减少正常组织的损伤。粒子的辐射范围约 1.7 cm，确保对周围组织的影响最小。通过结合外照射放疗，还可以进一步加强效果。粒子置入术根据需要可以多次进行，特别适合以下几类患者。

（1）晚期转移性肿瘤

当肿瘤已经转移到肺、肝、骨等部位，手术不可行时，粒子置入术能有效控制转移灶的生长，减轻疼痛，帮助患者提高生活质量。

（2）无法手术的原发肿瘤

适用于肿瘤位置特殊或浸润重要器官，无法切除的肺癌、肝癌、前列腺癌等。此外，粒子支架可置入以缓解肿瘤压迫引发的气道狭窄，既扩张气道恢复呼吸功能，又同时释放放射线杀伤肿瘤细胞。

（3）术后复发或局部残留肿瘤

手术后，如果肿瘤残留或复发，粒子置入术可作为补充治疗，防止局部肿瘤再次扩散。

（4）外照射放疗效果不佳的患者

粒子置入术提供了更精准的局部治疗选择，尤其适用于外放疗效果不理想的病例。

（5）化疗耐药患者

对于化疗无效的肿瘤患者，粒子置入术是一种有效的替代或补充治疗，能够进一步控制肿瘤进展。

关于安全性，^{125}I 粒子的辐射范围非常小，半衰期约 60 天，射线主要在体内发挥作用。家属和患者保持 1 m 以上距离时，日常照顾是完全安全的，不会受到辐射影响。对家属和工作人员来说，辐射风险非常低，无须过度担心。此外，现在还有防辐射铅背心，患者穿上后可以减少对周围人的影响。

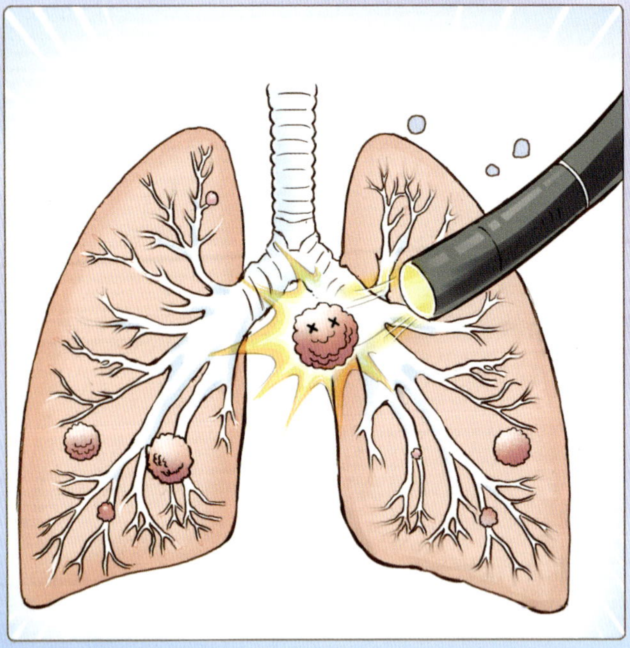

69. 硬质支气管镜在气道疾病诊治中有哪些独特优势?

硬质支气管镜是一种专门用于治疗气道疾病的医疗器械，就像医生的“万能钥匙”，能够解锁并处理气管、支气管内的各种问题。它由一根中空的不锈钢管组成，管子的末端是一个方便通过狭窄气道的小斜面。硬质支气管镜不仅能帮助医生清晰地看到气道内部的情况，还可以作为一个治疗平台，让医生进行支架置入、肿瘤切除，甚至止血等操作。硬质支气管镜的应用可分为诊断和治疗两大类。

（1）诊断方面

① 气道外病变组织的活检：通过硬质支气管镜获取病变组织样本，进行病理检查。

② 超声支气管镜下针吸活检：用于获取肺门和纵隔淋巴结的活检，提高肺癌早期诊断的准确性。

③ 大咯血：当患者出现大量咳血时，硬质支气管镜就像一个“侦察兵”，能迅速找到出血的位置并处理。

④ 儿童气管镜检查：为患儿进行气道检查，提供稳定的操作环境。

（2）治疗方面

① 气道异物取出：有效取出因误吸或其他原因造成的气道异物。

② 气道狭窄或阻塞：治疗因肿瘤或其他病变导致的气道狭窄，恢复气道通畅。

③ 气道大出血：快速定位出血源并进行止血，保障患者生命安全。

④ 腔内热消融治疗：包括激光、微波和氩气刀（APC）等方法，对肿瘤进行消融。

⑤ 腔内冷冻治疗：用于消灭气道内病变组织。

⑥ 支架置入术：对不能自行维持通畅的气道提供机械支持。

⑦ 气管支气管软化：改善气道的机械通气能力。

⑧ 气管食管瘘的治疗：修复气管与食管之间的异常通道。

（3）临床应用方面

近年来，随着气管镜介入技术的发展，硬质支气管镜的临床应用逐渐增多，尤其在中心性气道疾病的治疗中展现出独特优势。其管腔较大，能够容纳各种大型工具和器械，适用于复杂操作。同时，强大的吸引力能有效排出气道内分泌物，保持通畅，最大限度地减少气道阻塞，确保良好的气道通气。此外，硬质支气管镜能够直接处理病灶和止血，快速应对病变和出血情况，并且在使用热消融时能减少气道起火的风险。它还提供直接气道控制，便于及时干预，支持供氧和通气，确保在操作过程中患者不会出现缺氧。与其他技术相比，硬质支气管镜可以在保证安全的情况下进行长时间的操作，进一步提升其临床应用价值。

（4）患者配合

为了确保硬质支气管镜操作的成功，患者需要在手术的前后进行配合。术前，患者需要禁食禁水 6～8 小时，就像为手术准备一个“干净的战场”，以避免麻醉时的呕吐和误吸。术中，医生会根据病史设计最佳的治疗方案，术后患者需要在麻醉恢复室观察，确保没有并发症，如呼吸困难或出血。饮食也需要遵照医生的指示，逐步恢复，通常术后 2 小时可以开始少量饮水。术后定期复查也至关重要，以确保治疗效果和及时发现潜在问题。

总的来说，硬质支气管镜是医生手中的“万能钥匙”，在气道疾病的诊断和治疗中发挥了不可替代的作用。它为无法手术的患者提供了更多的治疗选择，显著改善了患者的生活质量。随着医疗技术的不断进步，硬质支气管镜有望在更多领域发挥更大的作用，为患者带来康复的希望。

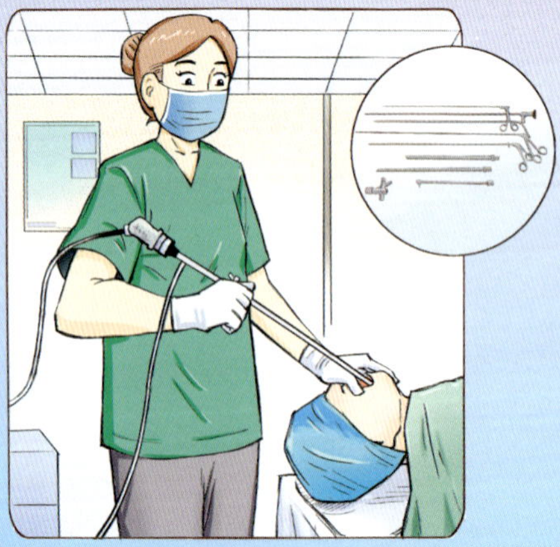

70. EBUS-TBNA 和 TBNA 两种活检技术有何不同?

在呼吸医学中，准确的诊断对于有效的治疗至关重要。为了收集这些诊断“线索”，医生常常需要使用一些特殊的技术来获取病变组织的样本。经超声引导下经支气管针吸活检（EBUS-TBNA）和经支气管针吸活检术（TBNA）是两种常见的“侦察工具”。虽然它们的目的相同，但操作方式、设备和效果却有所不同。了解这两种技术的区别，能帮助医生和患者做出更好的选择。主要可以从以下几个方面进行比较。

（1）设备差异

TBNA 就像是一台“老式的放大镜”，设备相对简单，可以通过普通的可弯曲支气管镜来完成。由于不需要太多额外设备，大多数医院都可以使用 TBNA，这使得它更为普及。

EBUS-TBNA 则更像是“高科技的雷达系统”，需要配备超声探头的特殊支气管镜，可以实时“扫描”周围组织，可以清楚看到病变和周围血管的位置，确保针头准确地插入目标区域。此外，EBUS-TBNA 还具备彩色多普勒功能，能帮助医生看清血管的血流情况，从而避开大血管，安全地进行穿刺。

（2）穿刺针不同

标准 TBNA 使用的穿刺针相对简单，通常采用较细的针，在穿刺时依赖操作人员的力量进行穿刺，较大的力度可能导致针损伤或不稳定。

EBUS-TBNA 则使用专门设计的活检针，通常为 22 G 或 21 G，能够更好地控制穿刺深度。穿刺针与支气管镜固定，操作时不易造成针尖损伤。这种设计不仅提高了穿刺的安全性，也增加了成功获取组织样本的概率。

（3）操作步骤的差异

在进行标准 TBNA 时，术前准备与普通气管镜检查相似。患者通常在局部麻醉下接受操作。然而，EBUS-TBNA 的麻醉方法多样，既可以采用局部麻醉结合镇静，也可以选择全身麻醉。前者适用于门诊，费用较低，患者耐受性好；后者则需要专业麻醉师，术后恢复时间相对较长。

EBUS-TBNA 通常需要 2 个不同的气管镜进行操作。首先，医生使用普通支气管镜进行常规检查，随后再用超声支气管镜进行 EBUS-TBNA 操作。这与标准 TBNA 使用单一气管镜的操作相比，增加了患者的痛苦和手术时间。

（4）技术培训要求不同

TBNA 的培训相对简单，主要包括对气道解剖的理解和穿刺技巧的掌握。

EBUS-TBNA 的培训则复杂得多。操作者不仅要熟悉穿刺针的构造，还要能够解读复杂的超声图像，识别淋巴结、血管等结构。此外，超声支气管镜的操作也更加精细，需要专门的培训才能熟练掌握。

EBUS-TBNA 和 TBNA 各有优势。EBUS-TBNA 就像是“高精度的狙击手”，凭借超声的帮助，能够更准确地找到目标，适合用于复杂的病例；而 TBNA 则是“灵活的万能工具”，操作简单，设备要求不高，适合在大多数医院进行常规检查。在选择检查方法时，医生和患者可以根据病情、医院的设备条件以及操作的复杂程度来决定。通过深入了解这两种技术，患者可以更安心地面对检查和治疗，而医生也能够更有针对性地制定最佳的诊疗方案。

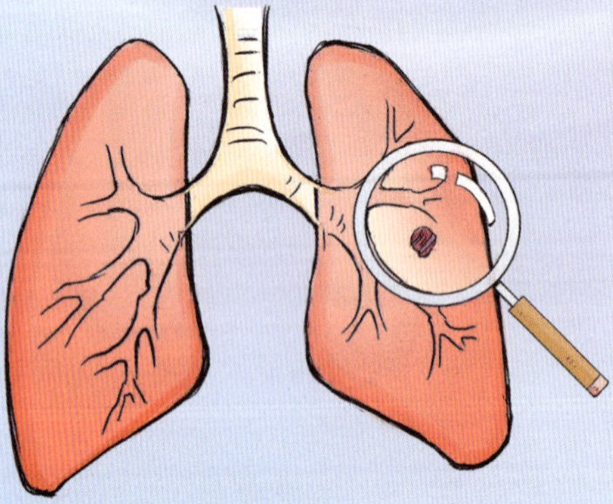

TBNA

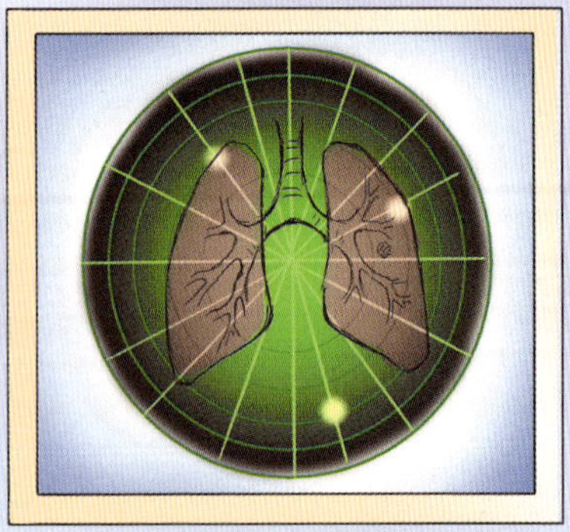

EBUS-TBNA

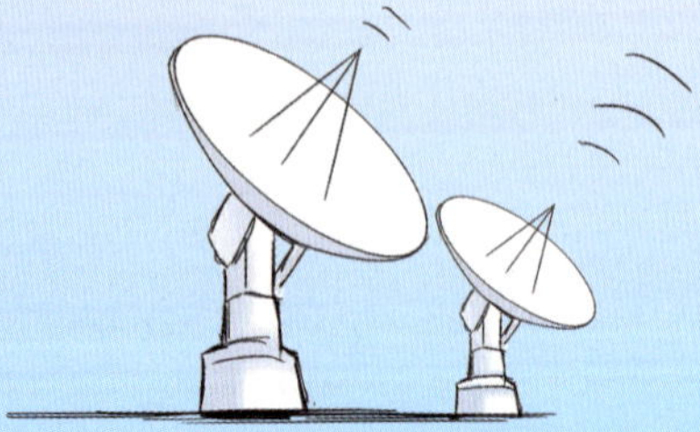

71. 什么是 EBUS-GS-TBLB?

在医学影像学的广阔领域中，影像的千变万化常常让医生和患者面临误诊的风险。特别是当肺部病灶体积较小或位置隐蔽时，即便影像学表现再清晰，也不一定能提供准确的诊断。为了解决这一难题，病理学检查成为确诊肺部病灶性质的“金标准”。在临床中，医生常常利用超声支气管镜（EBUS）技术来克服常规支气管镜检查无法到达的“盲区”。

EBUS技术有两种主要方式：支气管超声引导下经支气管肺活检术（EBUS-GS-TBLB，俗称“小超”）和超声引导下经支气管镜针吸活检（EBUS-TBNA，俗称“大超”）。EBUS-GS-TBLB 结合了超声引导和支气管镜的优势，像“精准的侦察兵”，能够深入支气管的远端，找到那些隐藏很深的病灶。其工作原理有点像探宝过程：医生通过支气管镜的通道插入一个带有超声功能的小探头，就像是给“侦察兵”装上了一双“透视眼”，可以实时观察病变的位置及其与周围组织的关系。确认目标后，医生固定引导鞘，移除超声探头，然后使用刷子和小钳子，对病灶进行多次采样，获取病变组织进行病理检查。

作为一种新兴的活检技术，EBUS-GS-TBLB 具有多重优势。

（1）实时成像

通过超声实时监控，医生能够在操作过程中观察病变的即时情况，显著提高穿刺的准确性和安全性。

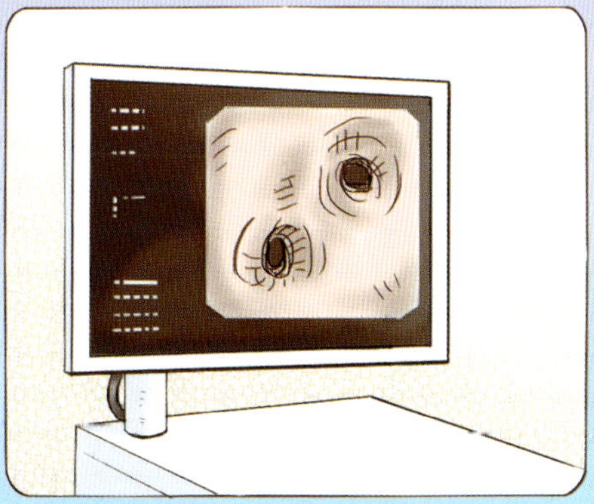

（2）微创性

该技术通过自然腔道进行操作，减少了气胸的发生率，同时大幅降低了出血风险。由于操作过程创伤小，患者的恢复时间显著缩短。

（3）高成功率

EBUS-GS-TBLB 的组织获取成功率通常高于传统技术，特别是在面对影像学检查（如 CT）无法准确定位的病变时，体现出其独特的优势。

EBUS-GS-TBLB 作为一种高效、低风险的肺部活检方法，已在多种肺部病变的诊断中展现出卓越的价值。随着技术的不断发展与改进，医生能够更加精准地进行肺部疾病的早期诊断与治疗，从而提高患者的生存率和生活质量。在未来，EBUS 技术有望在呼吸科领域发挥更大的作用，为更多患者带来福音。通过这一技术的应用，我们期待能够揭开肺部疾病的“面纱”，帮助医生和患者更好地理解和应对这一复杂的健康挑战。

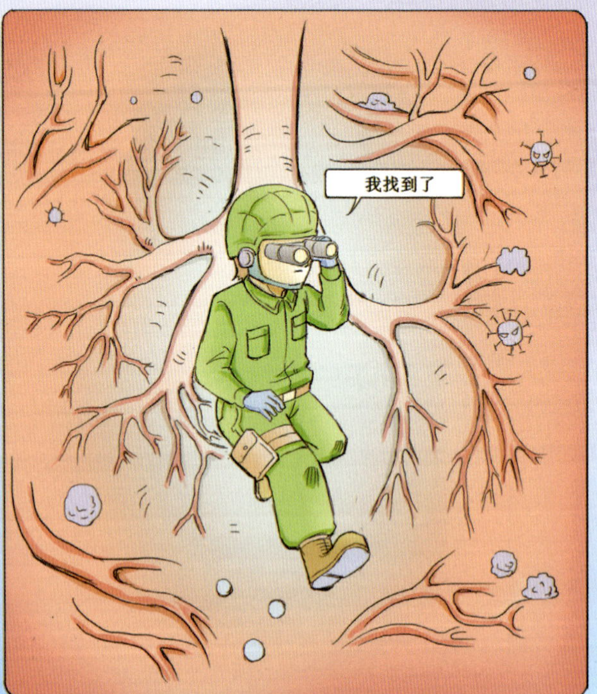

72. 支气管镜检查为何失败？影响及替代方法有哪些？

支气管镜检查是一种重要的医疗技术，用于直接观察气道内的病变、采集组织样本和进行治疗。这项技术广泛应用于呼吸科的疾病诊断中，如肺部肿瘤、肺炎、支气管炎等。然而，尽管支气管镜检查在很多情况下都能成功进行，但它也可能遇到一些挑战，导致检查不成功。那么，支气管镜检查不成功的原因、可能造成的影响，以及可行的替代方法有哪些呢？

（1）支气管镜检查不成功的原因

支气管镜检查不成功的原因主要有以下几种：

① 患者因素。可能因为解剖结构的差异、病变位置特殊或合并症（如严重的呼吸系统疾病、心脏疾病等）而导致支气管镜检查难以顺利进行。

② 技术因素。操作者的经验、技术水平及设备的质量都可能影响检查的成功率。例如，使用的支气管镜可能因尺寸不合适或损坏而导致检查失败。

③ 病变因素。某些病变（如深部或小型病变）可能难以通过支气管镜直接到达，导致无法获得足够的组织样本。

④患者的耐受性。支气管镜检查部分患者需使用麻醉治疗，一些患者可能对麻醉药物反应不佳，或局部麻醉的患者在检查过程中感到不适而要求停止检查。

（2）支气管镜检查不成功可能造成的影响

支气管镜检查不成功可能造成多方面的影响。首先，医生无法获取病灶的组织样本，意味着无法及时做出病理诊断，这可能会耽误病情的发现和治疗，影响患者的预后。其次，反复检查或进行其他替代检查，可能增加患者的痛苦和压力。另外，检查不成功还可能增加医疗费用，如后续的检查和治疗费用，甚至住院费用。而对于医生来说，检查不成功可能也会带来一些挫败感，影响他们的后续治疗决策。

（3）替代方法

如果支气管镜检查失败，医生可以选择其他检查方法来继续诊断问题。常见的替代方法包括：

① 影像学检查。例如，计算机断层扫描（CT）或磁共振成像（MRI）可以提供详细的肺部结构和病变的信息，帮助医生判断病变的性质。

② 经皮肺穿刺活检。对于某些位于肺部外周的病变，可以通过经皮肺穿刺的方式进行活检。这种方法通常在影像学指导下进行，适合于小型病变或患者不适合接受支气管镜检查的情况。

③ 分泌物检查。在某些情况下，可以通过收集患者气道分泌物进行细菌、病毒或肿瘤标志物的检测，辅助诊断。

④ 血液检测。特定的肿瘤标志物检测（如肺癌相关标志物）也可以帮助判断病变的性质，尤其是在影像学检查显示可疑病灶时。

支气管镜检查是一项重要的诊断工具，但也可能面临不成功的情况。了解可能导致不成功的原因及其影响，有助于患者和医生更好地应对这一挑战。如果支气管镜检查未能成功，医生将根据患者的具体情况选择适合的替代方法，确保患者能够获得准确的诊断和及时的治疗。通过多种检查手段的结合，医生能够更全面地了解患者肺部的情况，提升临床决策的准确性，最终实现更好的治疗效果，提高患者满意度。可以把肺部健康比作一扇门，而支气管镜检查就像是打开这扇门的“钥匙”。如果这把钥匙不合适，还有其他的“钥匙”可以尝试，最终找到正确的那一把，帮助我们揭开肺部疾病的谜团。

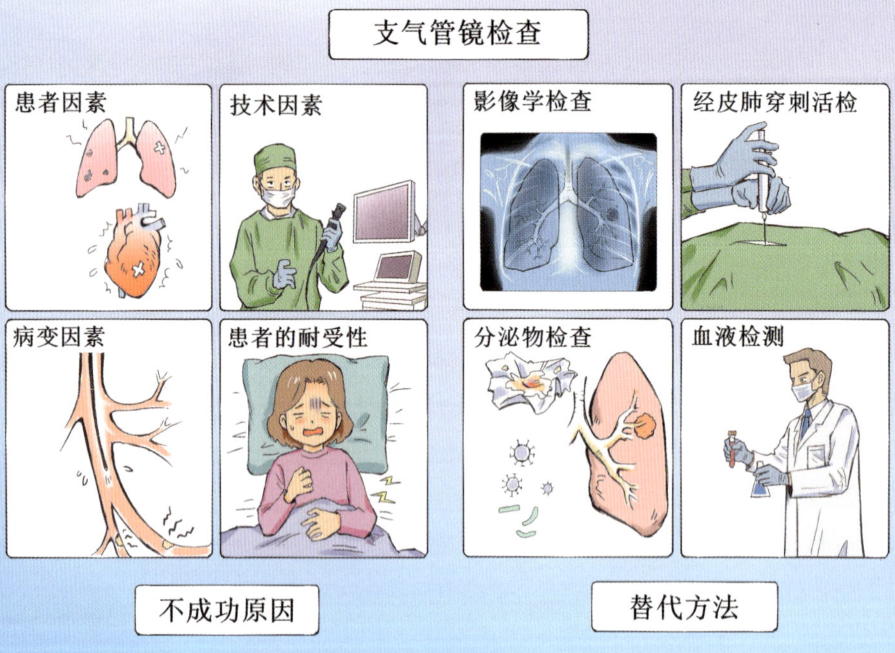

5

第五章

疾病治疗篇

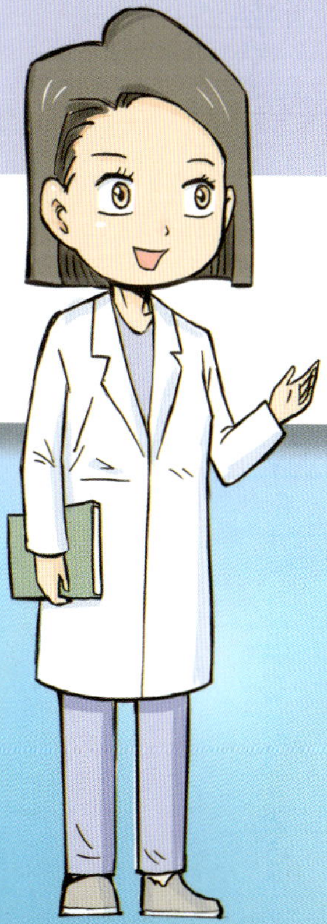

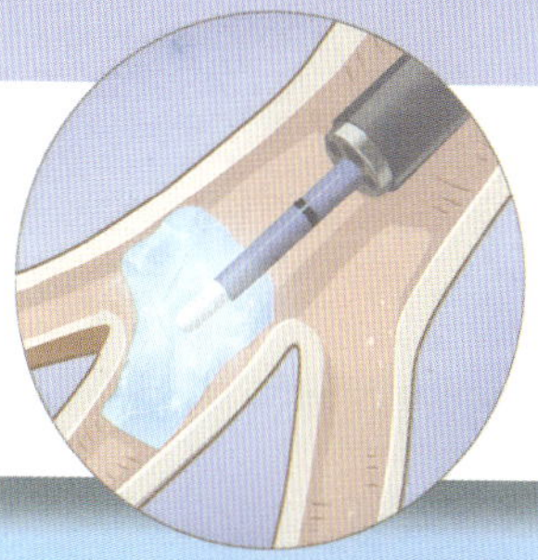

73. 什么是支气管镜下肺癌消融治疗?

目前，肺癌手术多采用胸腔镜微创方式。但有些患者因年龄较大、合并其他疾病或肿瘤位置特殊而无法接受手术。除了常规的药物治疗，还有一种比胸腔镜更加微创的治疗方法，那就是支气管镜下肺癌消融治疗。

支气管镜下肺癌消融治疗是一种经支气管镜进行的微创治疗手段，它借助先进的电子、光学等设备和技术，以最小的创伤精准、快速、安全地消除肺癌病灶，最大程度地减少患者的痛苦和恢复时间。

常用的支气管镜肺癌消融技术包括以下 4 种：

① 光，即激光。使用特殊的激光，直接照射并破坏肿瘤组织。

② 电，即高频电。利用高频电流产生高温，使肿瘤组织凝固坏死。

③ 冷，即冷冻。采用液氮或者二氧化碳或氩氦气体对肿瘤进行快速降温，使其冻结后杀死癌细胞。

④ 热，即射频或者微波。利用射频或者微波在释放过程中产生的高温，造成肿瘤凝固性坏死。

在支气管镜引导下，以上技术都可以精确到达肿瘤部位，在内镜直视下或在 X 线透视、超声引导、CT 引导下释放相应的能量，破坏肿瘤组织，实现精准治疗。

这项技术无须手术切口，减少了创伤和出血，降低了患者的痛苦；使患者能够在较短时间内恢复正常生活，减少了住院时间。同时，在特殊设备的辅助下，可以精准到达肿瘤部位进行靶向治疗，并发症少，安全性高。这项技术不仅适用于中、晚期肺癌患者，也适用于部分不适合开刀手术的早期肺癌患者。

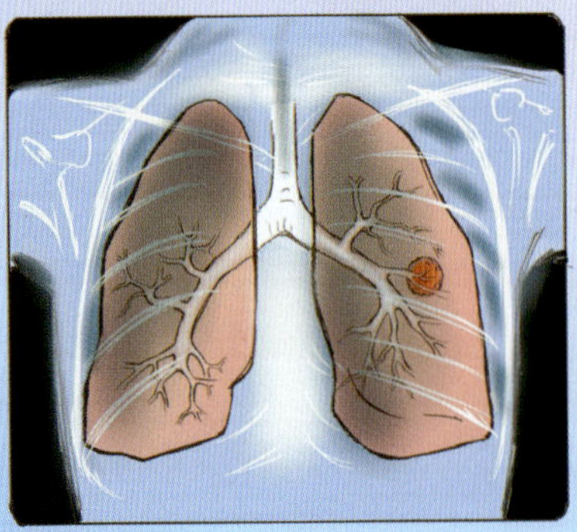

CT

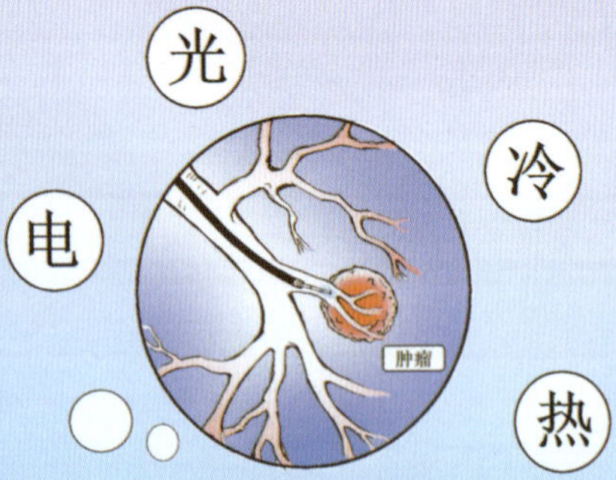

支气管镜肺癌消融技术

扫码看视频 5　内镜辅助设备　让支气管镜操作安全精准高效

74. 支气管镜吸痰是如何帮助肺病患者缓解呼吸困难的？

当患者因各种肺病，如肺炎、肺结核、肺癌等，导致气道内积聚大量难以咳出的痰液，甚至引发呼吸困难或缺氧时，医生可利用支气管镜进行吸痰操作，保持气道通畅，有效保障患者的健康。

医生用支气管镜经口或经鼻进入患者的呼吸道，可以观察气管、支气管管腔内的情况，可以直接看到呼吸道内的痰液和分泌物，并利用连接的吸引器加负压将痰液吸出，从而改善患者呼吸道的通畅性。患者呼吸道阻力减少后，有利于氧气进入肺部，有效缓解患者呼吸困难和缺氧症状。同时，痰液减少也降低了呼吸道内细菌的滋生，减少了呼吸道感染加重的风险。此外，吸出的痰液还可用于化验，确定细菌种类和对其有效药物，以便医生针对性地调整治疗方案，帮助患者快速康复。

在做支气管镜吸痰术前，医生会详细评估患者的病情，判断是否适合进行操作，并准备好所需的设备和药品，操作开始后，首先对患者咽喉部位进行局部麻醉，减轻患者疼痛和不适感。操作中，医生将支气管镜插入呼吸道，到达目标位置后开启吸引器，将呼吸道内的分泌物吸引出来。在吸痰过程中，医护人员会密切观察患者的状态。术后，医生会缓慢取出支气管镜，并进行清洁和消毒处理。

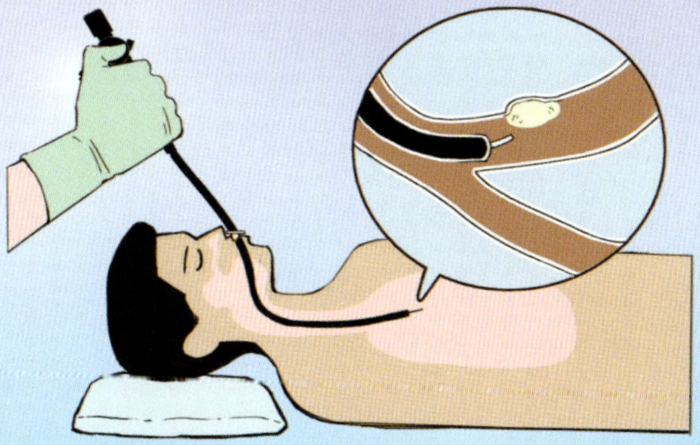

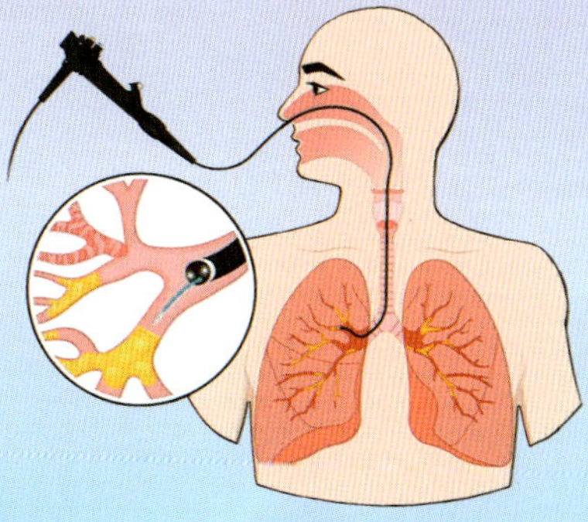

75. 医学上的“洗肺”是如何治疗特殊肺部疾病的?

洗肺，又称全肺灌洗术，是一种治疗特殊肺部疾病的方法。经支气管镜向气管、支气管和肺叶中注入大容量灌洗液，灌洗病变肺部，去除肺泡内的粉尘、炎症细胞、纤维化因子、炎症因子、细菌等，改善肺脏细胞的环境，恢复肺泡内细胞的功能，对内异物也具有一定的清除能力。

全肺灌洗主要用于治疗以下疾病：

① 肺泡蛋白沉积症。这是一种罕见的肺部疾病，是肺泡内充蛋白样物质，患者会有明显的气促、呼吸困难，往往需要长期吸氧，无法自主活动。

② 尘肺，包括矽肺等。这些疾病是由于长期吸入生产性粉尘而引起的，是矿工中常发生的职业病。

③ 慢性喘息性支气管炎合并痰液栓。慢性支气管炎患者，很多痰液堵塞了支气管，吸入的氧气无法到达肺内，患者会有明显的胸闷、气促症状。

④ 职业性哮喘。某些由职业因素引起的哮喘，小气道发生过敏性炎症，分泌物堵塞了支气管，引起患者呼吸困难。洗肺后，蛋白、粉尘、痰栓、分泌物都得以洗出、清除，患者呼吸困难的症状就能明显缓解了。

全肺灌洗术通常在全身麻醉下进行。手术过程中，医生将支气管镜分次进入两侧肺，一侧肺进行呼吸通气，另一侧肺用生理盐水进行灌洗并吸引，之后左右交换。手术时间一般数小时，术后患者恢复也很快。

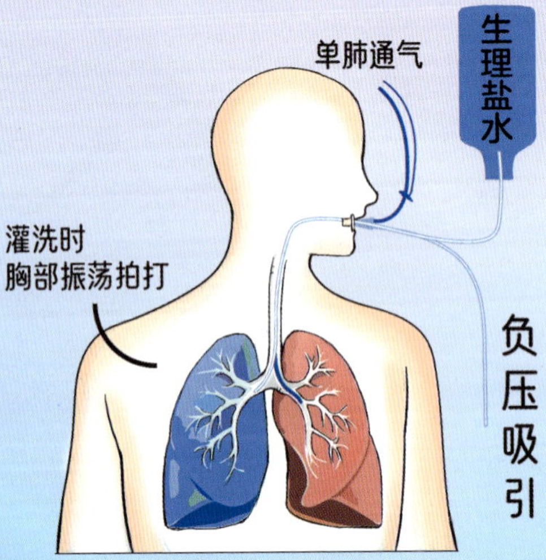

76. 支气管热成形术如何帮助难治性重症哮喘患者减少发作次数?

哮喘，是一种反复发作的咳嗽、气喘、胸闷性疾病。通常患者需要每天吸入激素和支气管扩张剂作为常规治疗方案。然而，很多患者在感冒、呼吸道感染或接触过敏原后，症状会急性发作，不得不前往医院接受静脉激素治疗。如此周而复始，令人绝望。现在，除了药物治疗之外，还有一种经支气管镜的治疗手段——支气管热成形术。

支气管热成形术是一种针对药物治疗效果不佳的难治性重症哮喘的一种新型介入疗法。医生通过支气管镜将一根射频消融导管置入患者肺内，这根柔性导管尖部带有 4 根扩张导线。通过导管头端的电极，释放可控的射频能量，治疗气道壁上增生的平滑肌。平滑肌减少后，气道收缩也会减少，从而减轻哮喘发作时的症状，使呼吸畅通。

支气管热成形术能有效降低术后 1～5 年的哮喘重度发作次数，同时减少每年的住院与急诊就诊次数。具体而言：a. 支气管热成形术治疗后，增生的气道平滑肌能达到长期改善哮喘控制效果，减少重症哮喘患者呼吸困难症状，提供改变生活的机会；b. 支气管热成形术治疗后，32% 的患者哮喘发作频率有所减少；c. 支气管热成形术治疗后，84% 的患者呼吸症状急诊就诊次数减少；d. 支气管热成形术治疗后，66% 的患者因哮喘导致的误工误学情况减少，生活质量得到明显改善。

支气管热成形术是目前用于接受吸入性糖皮质激素和支气管扩张症治疗但控制情况差的重症哮喘成人患者唯一的手术治疗手段。然而，是否在热成形术后还需配合药物治疗因人而异。当哮喘得到控制后，根据患者的耐受情况可以逐渐减少口服糖皮质激素剂量，直到最终停药。其他哮喘控制药物的剂量减少还要是根据患者的主观感受、是否有不良反应、实际情况以及费用等因素综合考虑。因此，在完成支气管热成形术后，哮喘患者仍需要定期在哮喘专病门诊随访，并在专业医生指导下选择最合适的药物进一步巩固治疗。

重症哮喘患者

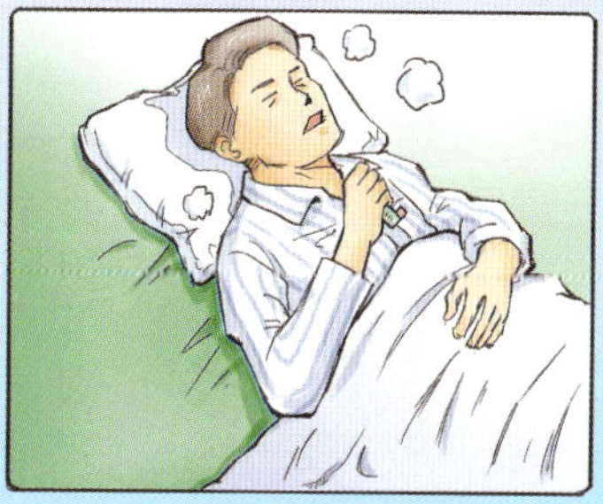

支气管热成形术

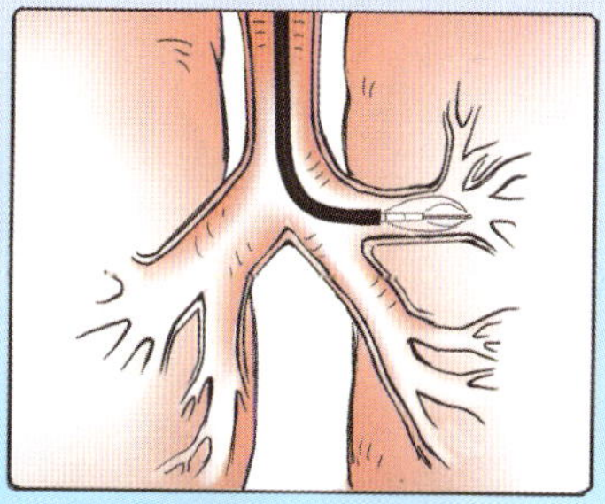

77. 支气管镜能治疗慢性阻塞性肺疾病吗？

慢性阻塞性肺疾病是一种慢性气道疾病，包括慢性支气管炎和肺气肿。慢性咳嗽、咳痰、喘息症状反复发作，患者肺功能逐渐下降，活动后气促逐渐发展为静息状态下即呼吸困难，使用药物也难以恢复肺功能。之后，患者活动能力减弱、生活质量下降，长期卧床吸氧。

开胸手术曾经是一种治疗方案，把肺气肿最严重的部分切掉，剩余相对健康的肺的功能得到提升。但手术创伤大，并发症多，现在已经逐渐被经支气管镜的微创治疗手术所取代。

对于肺气肿、肺大疱患者，经支气管镜肺减容术，能够使得病变最严重的肺气肿组织萎缩，其他肺组织膨胀，患者的肺功能就能得到提升，呼吸困难症状就能改善。减容的方法包括经支气管镜在支气管内置入单向活瓣或回力线圈和喷洒热蒸汽。单向活瓣能把肺气肿、肺大疱里的气排出，并阻滞空气再进入，肺气肿的肺组织就萎缩了；回力线圈能把小支气管和周围的肺组织扭曲折叠起来；热蒸汽把局部支气管肺组织"烫伤"粘合。这样都达到了肺减容的目的。

对于那些咳痰很多的慢性支气管炎症患者，经支气管镜可以在气道里喷洒冷冻喷雾，把产生痰液的细胞破坏，正常的细胞就能够恢复生长。经支气管镜还能在支气管里伸入电极导管，通过电流破坏产生痰液的细胞和调控的神经，患者的咳嗽咳痰症状也会明显减少。

总之，通过支气管镜，对于慢性支气管炎、肺气肿这类慢性阻塞性肺疾病，都能实施对应的介入治疗。

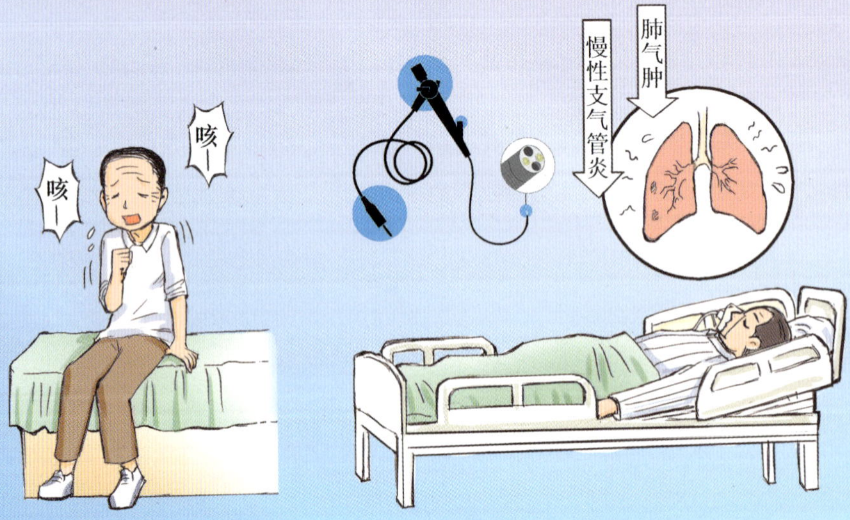

78. 支气管镜如何在大咯血中发挥止血和救命的作用?

咯血，尤其是大咯血，常急性发作且危及生命。止血药物往往无法快速有效地控制气道内出血，更难以清除积聚在气管、支气管内的凝血块。

通过支气管镜的直视观察，医生可以准确地找到出血部位，为后续的止血治疗提供重要依据。咯血时，患者气道内可能积聚大量血液，导致通气不畅，增加窒息风险。支气管镜可直接进入气道，利用充分负压吸引清除积血，确保气道通畅，有效降低窒息风险。在大咯血紧急情况下，可在支气管镜引导下进行气管插管或放置阻隔器，隔离患侧支气管，防止出血涌入健侧肺并形成血凝块堵塞气道，从而保障患者的呼吸功能。

支气管镜下可采用某些止血药物局部滴注或灌洗，以协助止血；并能采用氩等离子体凝固术（APC）、电凝、激光等热治疗进行局部止血；也可采用球囊导管压迫止血、明胶海绵或纱块填塞止血。

总之，支气管镜是一种治疗咯血的有效手段，能够为患者提供及时、准确的诊断和治疗。该操作需要由有经验的医生执行，尽可能保证气道通畅和患者的安全。

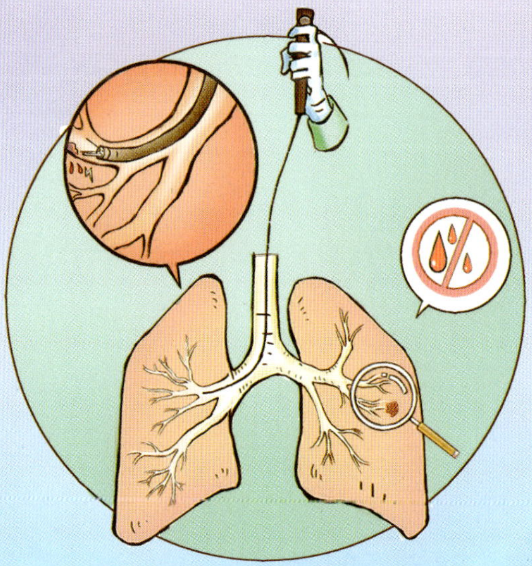

79. 支气管镜肺泡灌洗为何成为肺炎诊断的最佳手段?

肺炎是一种由多种病原体（如细菌、病毒、真菌、寄生虫等）或其他因素（如吸入胃液、羊水、油或过敏反应等）引起的肺部炎症。由于引起肺炎的原因多种多样，因此肺炎的种类也相当复杂。

治疗肺炎关键在于明确病因，对于细菌性肺炎，应使用抗生素；病毒性肺炎则需使用抗病毒药物；而过敏性肺炎则不宜使用抗生素，而应采用激素治疗。因此，诊断明确是选择有效治疗方案的关键。

诊断肺炎往往依靠症状和某些检查。发热在任何病原体感染或非感染性肺炎的情况下都会出现。同样，咳嗽、咳痰、气喘等症状也缺乏特异性，可能出现在任何病因的肺炎中。胸片或 CT 检查能看到肺内炎症表现，但形态特征也不典型，无法确切判断是不是病原体感染或是哪种病原体感染。血液相关实验室检查有一定帮助，但会有假阴性和假阳性的结果。虽然患者咳嗽咳出的痰液可以用于病原体检查，但对于部分老年患者无法从肺深部咳出痰，其送检标本可能来自咽喉或口腔，检查结果常缺乏参考价值。

因此，经支气管镜肺泡灌洗是最佳的诊断手段。支气管镜进入患者气道，到达病变部位的支气管，然后注入无菌生理盐水进行肺泡灌洗，再吸出灌洗液并保存至无菌罐中，送至实验室进行化验。肺泡灌洗液取自病变肺脏深部，能够帮助医生准确找到致病的病原体，或根据肺泡液中的细胞类型判断是哪种非感染性炎症（如过敏性肺泡炎、羊水吸入等）。

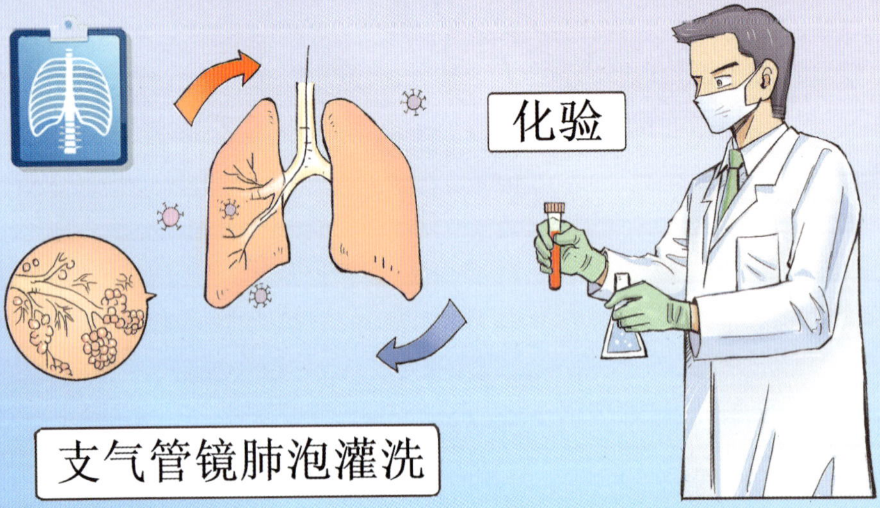

80. 肺结核需要做支气管镜检查吗?

肺结核，俗称“肺痨”，是一种由结核分枝杆菌感染引起的呼吸道传染病，包括继发性肺结核、支气管结核、结核性胸膜炎等。咳嗽、咳痰、咯血、胸痛、低热、盗汗、消瘦是其常见的症状。由于结核病是国家法定传染病，因此需要早期诊断和规范化治疗。痰液的结核菌涂片 / 培养和胸片或 CT 是常用的检查方法，但某些情况下仍需要支气管镜检查。

肺结核患者在早期可能出现咳嗽、咳痰、咯血等症状，此时需要与普通细菌感染导致的支气管炎、肺炎、支气管扩张等其他疾病进行鉴别。通过支气管镜检查，观察支气管黏膜情况，留取支气管肺泡内分泌物进行病原体检测，可以帮助进行鉴别诊断。

痰液检查结核菌阳性是诊断肺结核的重要依据。但有时候患者没有明显咳痰，或无法咳出深部的痰液，这会影响结核的诊断。通过支气管镜检查，可以清晰观察肺内病变，并进行局部灌洗，灌洗液或气管内分泌物可做结核菌实验室检测，诊断率明显提高。

支气管镜可以判断是否存在支气管（内膜）结核，肺结核患者可能因结核分枝杆菌扩散而损伤支气管组织，或引发支气管结核。此时，胸片或 CT 可能无法准确诊断，而支气管镜检查则能直接观察病变情况，并取活检进行病理诊断。同时，支气管镜还可作为给药和治疗的工具，用于支气管（内膜）结核的治疗。

如果患者的支气管受结核分枝杆菌损伤而出现梗阻、狭窄等病变，也可以通过支气管镜检查明确病变程度，确定狭窄或梗阻的部位和范围，并可以通过支气管镜进行球囊扩张或冷冻等方式治疗。总之，支气管镜在肺结核的诊断和治疗中具有非常重要的作用。

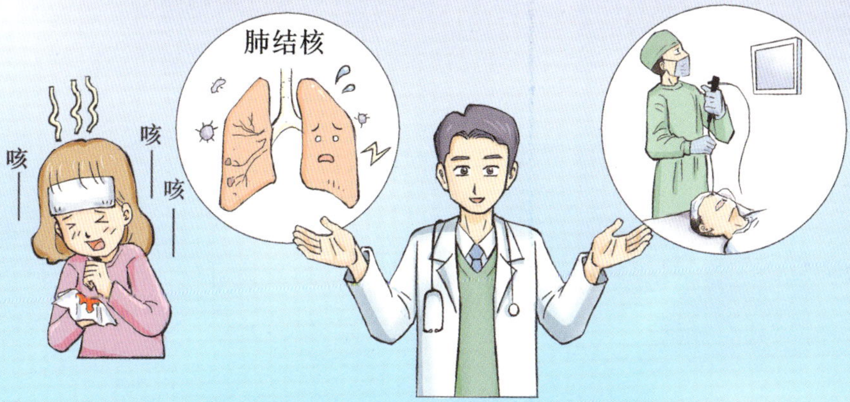

81. 为什么结核性支气管狭窄需要反复地进行支气管镜下治疗?

结核性支气管狭窄主要由结核分枝杆菌（即“结核菌”）引起。结核菌可直接或间接破坏气管、支气管管壁，引起局部慢性炎症和组织增生，最后导致气道狭窄。由于结核菌可分为活性菌及休眠菌，且结核病本身治疗周期长，故结核性气道狭窄治疗方案和疗程与肺结核相同，治疗周期也较长。

经支气管镜治疗通常包括以下几种：a. 维持气道开放。通过支气管镜对结核造成的狭窄部位进行消融治疗（如高频电、激光或冷冻等治疗）及机械扩张（如球囊扩张），或短期 / 长期置入支架来维持气道的开放。以上治疗的目的是有效缓解气道狭窄所带来的气促症状、改善患者的肺功能。b. 局部给药。抗结核药物是治疗结核感染的关键，需要遵循“早期、规律、全程、适量、联合”治疗的原则，确保结核感染得到控制；对于支气管结核患者，建议在标准口服抗结核药物的基础上，同时采用雾化吸入及通过支气管镜定期注药的方法，加速康复。c. 定期随访。需要定期进行支气管镜检查，来密切监测病变支气管的情况，及时发现狭窄、及时治疗。

支气管感染结核菌后会导致气道内肉芽组织增生、气道管腔狭窄或塌陷、气道壁软化等问题，这些问题可发生在结核感染的任何时期，所以随访过程中需定期开展支气管镜下诊疗。

如果在随访过程中发现以下情况，需要反复进行镜下治疗：a. 肉芽组织及瘢痕组织反复增生。气道内的肉芽组织增生、纤维化和瘢痕组织过度增生，容易导致狭窄反复发生。b. 感染控制不佳。结核菌可能持续存在或是对当前治疗用的抗结核药物耐药，会导致气道狭窄反复发生。c. 气道结构破坏。结核菌可破坏气道壁全层（如气道黏膜、软管、黏膜下层等），导致气道软化、塌陷，治疗难度大大增加。对于这样的患者，需要有经验的呼吸内镜介入团队全程支气管镜诊疗，且需要根据定期观察到的气道情况，适时地调整内镜治疗策略。其目的是维持气道的长期开放，以期最终治愈支气管结核。

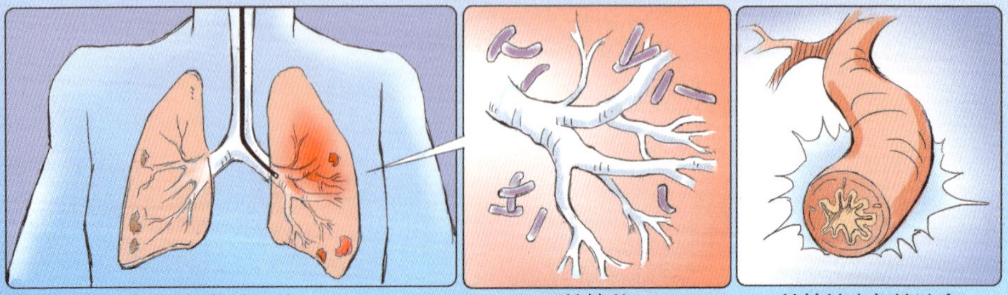

支气管镜治疗　　结核菌　　结核性支气管狭窄

82. 为什么结核性支气管狭窄需要做雾化?

支气管结核可破坏气道黏膜和气道壁，造成气管、支气管狭窄。而狭窄的气道容易导致痰液不易排出、痰液蓄积，同时痰液中的结核菌持续感染，可引发气道进一步狭窄，甚至引发远端气道结核扩散、肺部阻塞性炎症等一系列并发症。

结核性支气管狭窄导致痰液蓄积的原因主要包括：a. 疾病引起气道壁正常结构破坏，导致气道纤毛上皮缺失，患者气道自身清扫痰液能力下降；b. 气道狭窄导致痰液引流不畅、痰液不易咳出；c. 气道本身的分泌、湿化功能下降，痰液变厚、变黏；d. 感染导致支气管腺体增生，黏稠分泌物增加，痰量增多。因此，此类患者需要长期使用化痰药物及生理盐水的雾化治疗。

常用的雾化药物类型包括：a. 化痰药（黏液溶解剂）。常用的药物包括乙酰半胱氨酸等，可以破坏黏液中的二硫键，从而降低痰液的黏稠度，使得附着在痰液上的结核菌滞留在肺部和气道的时间缩短，促使其排出体外；b. 抗结核药物。可以将抗结核药物直接送入气道，增加局部药物浓度，增强局部治疗效果，从而有效杀灭结核菌；c. 生理盐水。用于加湿和清理气道，帮助改善气道湿度，促进痰液排出。

需要注意的是，雾化的抗结核药物可联合使用，一般要和口服抗结核化疗药物保持一致。加用抗结核雾化药物治疗应在专科医生的指导下使用。

此外，气道廓清技术（如振动排痰装置）也能有效保持气道内的气流通畅，促进痰液和分泌物的排出。将雾化治疗联合气道廓清技术联合使用，排痰效果更佳。

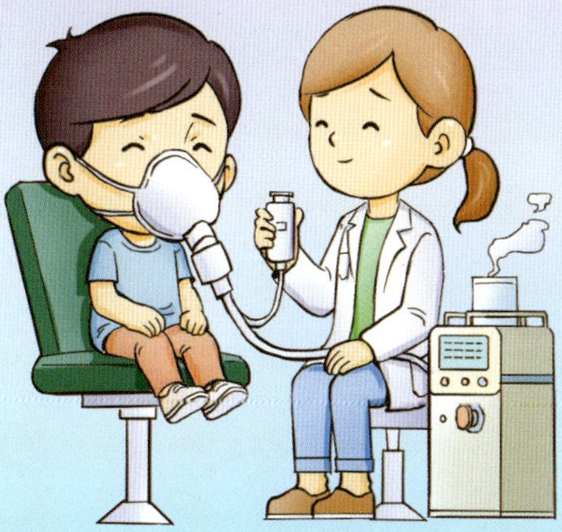

83. 因为支气管结核导致了肺不张，需要再通气道吗？

少部分支气管结核患者，由于结核感染控制不佳、未遵照医嘱进行定期治疗或经支气管镜诊疗不及时等原因，导致原有狭窄的支气管进一步狭窄，最终可能引发支气管管腔完全闭塞。闭塞远端的肺组织因无气体交换，出现肺不张，进而造成肺功能进一步损害。逐步加重的气道管壁纤维化、瘢痕组织增生会导致支气管壁持续变厚和变硬，同样会引发气道闭塞。

当发生急性全肺不张时，患者通常会出现突发的剧烈胸痛、呼吸困难，有些患者甚至会触摸到自己的气管向狭窄一侧偏移。部分患者的病情是逐渐变化的，可能出现慢性肺不张，该类患者可能不会出现较为剧烈的症状，而是表现为胸闷气短症状逐渐加重和活动耐力持续下降。

对于单纯因支气管闭塞所致的肺不张，在病变初期，远端肺部结构破坏尚不严重。但是如果不及时治疗、气道不及时再通，随着时间的推移，远端不张的肺部结构将逐渐受到破坏，甚至出现不能逆转的情况。目前，经支气管镜下再通治疗是该类型支气管结核唯一有效的治疗方法。支气管结核所致的肺不张能否再通，以及再通的治疗效果，往往与以下因素有关：a. 从发生闭塞到治疗的时间；b. 闭塞支气管的部位和长度；c. 闭塞段远端支气管及肺部结构的状态；d. 肺部基础疾病（如肺结核及其他基础肺病）的控制状态。

总的来说，结核性支气管闭塞引起肺不张的经支气管镜下再通治疗难度较大，需要有经验的呼吸内镜团队谨慎评估以后再进行；经支气管镜介入治疗再通成功后，也仍需长期的支气管镜随访、观察及治疗。因此，对患有结核性支气管狭窄的患者，进行规范的治疗和防患于未然显得更加重要。

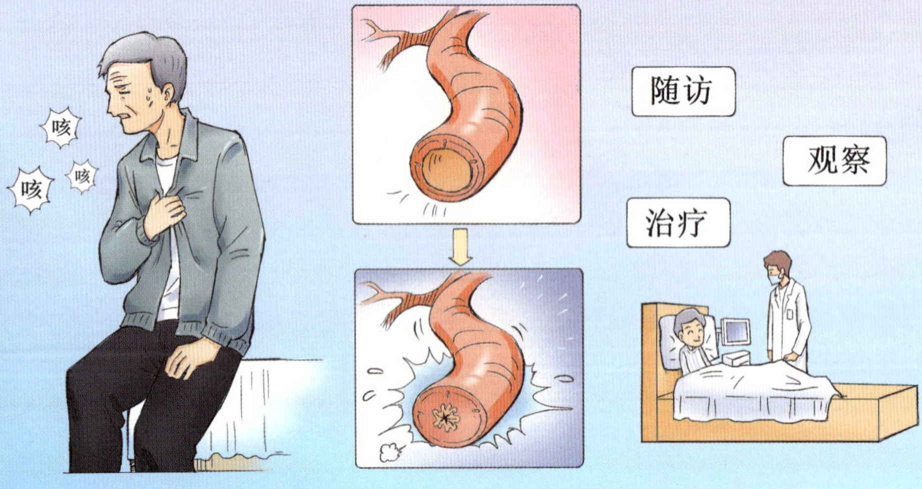

84. 气管切开后拔管困难，为什么需要做支气管镜评估？

对于气管切开术后的患者，在其基础疾病通过有效治疗并成功控制好转、自主呼吸功能恢复后，通常先进行气管切开套管堵管训练，如患者堵管 24 小时以上没有太多不适感或可以耐受，便可以考虑拔除气切套管。

对于无法耐受堵管患者而言，往往是气管切开后拔管困难的患者。此类患者在尝试堵管数秒、数分钟或数小时后，就会出现呼吸困难的症状。造成气管切开后拔管困难的主要原因包括：a. 声门上气道阻塞：声门上组织（如咽腔、喉腔、会厌部等）由于各种原因所致的气道阻塞（如吞咽障碍所致的上气道水肿、声带固定所致声门开放不佳等）；b. 气管阻塞：气管切开套管近端或者远端气道出现肉芽组织增生，阻塞管腔；c. 气道动态塌陷：由于气管切开范围大或多次气管切开，导致的气管壁的支撑结构破坏，气管出现软化、塌陷，甚至动态塌陷状态；d. 气切套管型号不对：气管套管管径过粗等；e. 中枢或肺实质所致的拔管困难等。

通过支气管镜检查，可以评估并明确：a. 声门上气道是否通畅；b. 气管是否通畅；c. 气道是否出现动态塌陷；d. 声带功能是否良好。因此，支气管镜检查不仅可以发现大部分气管切开后拔管困难的原因，而且对于气道狭窄、软化导致的拔管困难患者可以术中同步开展经支气管镜的介入治疗，帮助拔管成功。因此，对于气管切开术后的患者，在拔管前进行支气管镜评估十分重要。

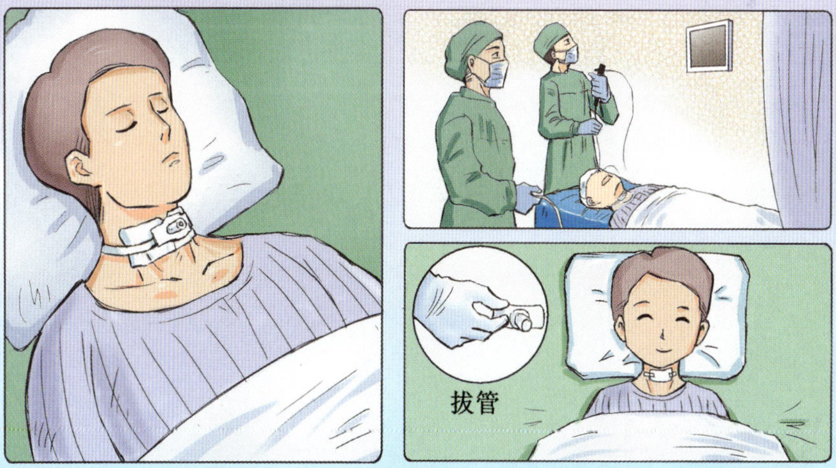

85. 什么是气管安全“T”管?

临床上会应用到一种称为安全“T”管的硅胶材质的气管置入物，主要用于声门下气管重度狭窄伴有或不伴有气管软化的患者。这种“T”管的主要功能是帮助维持患者气管的开放状态。

安全“T”管的形状类似于字母“T”，主要包括两个部分：气管支和颈部支。气管支是在气管内的直筒型硅胶部分，又称“直支”；颈部支又称“侧支”，它通过颈部气管切开窦道与外界相连，通常采用配套的硅胶塞子处于关闭状态，硅胶塞子打开时可进行类似气管切开套管的呼吸通气。

气管安全“T”管的硅胶材质具有良好生物相容性，质地柔软且耐用，适合长期使用。由于“T”管主要依靠颈部支进行固定，因此其气管支外部直径可以比一般气管内支架直径稍小，这使得“T”管的气管支能更好地贴合气管，提高患者的舒适性，并且相比其他气道支架而言，“T”管几乎不发生移位，不容易产生肉芽组织导致气道再狭窄。“T”管的侧支可开放的特性，使得对于排痰能力差的患者更容易进行吸痰、湿化等气道管理。因此，气管安全“T”管是目前具备声门下气管重度狭窄伴有或者不伴有气管软化患者气道支架置入适应证的首选置入物。

气管安全“T”管本质上是气管支架的一种，对于“T”管置入的患者而言，所有支架长期置入理论上都可能会发生并发症。因此，仍然应该将其纳入“气道支架”范畴，并进行规范化管理。

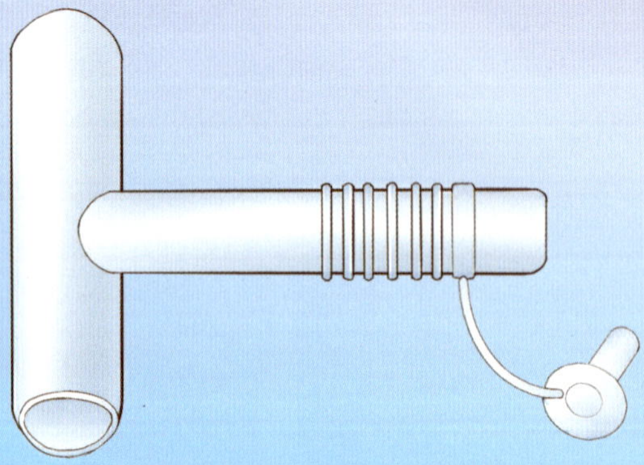

86. 气管、支气管已经狭窄，做支气管镜检查是否会导致完全堵塞?

医生在做支气管镜检查之前会要求患者做好相应的辅助检查，其中包括胸部 CT。胸部 CT 可以显示许多信息，包括气道是否狭窄、狭窄部位的位置、狭窄程度、狭窄长度等。医生会根据胸部 CT 所提供的信息来判断是否需要做支气管镜检查。对于极重度的气管、支气管狭窄，医生会提前做好预案。

另外，临床应用的支气管镜有许多规格和型号，镜身的直径为 3～6 mm，甚至还有超细的款式。根据患者气道狭窄程度，医生会选择合适的支气管镜进行操作。

支气管镜检查可直观地观察气道的狭窄程度，有助于确定狭窄的原因。必要时也可同步开展镜下治疗，如气道消融治疗、机械扩张或支架置入，以改善气道的通畅度。因此，由经验丰富的医生进行支气管镜检查和治疗是安全可靠的，不会导致气道完全堵塞。

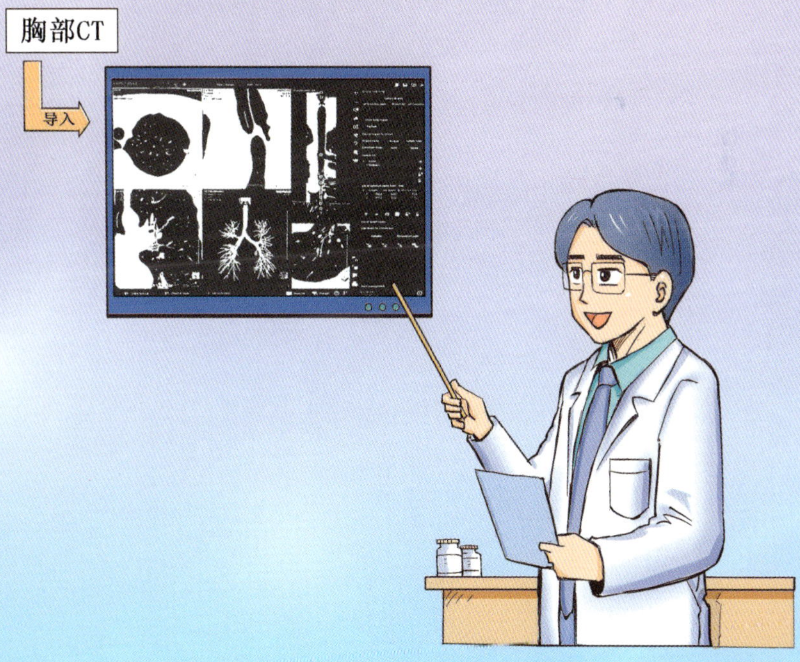

87. 气道狭窄患者支架置入后需注意什么？复查支气管镜的频率如何？

气道狭窄患者在气道支架置入后，通常需要注意以下几点：

① 自我症状。注意呼吸是否顺畅、有无喘息、有无咳嗽加重或其他异常症状，如果有不适的症状，应该及时到医院就诊。

② 自我管理。保持气道清洁，遵照医嘱定期进行雾化吸入等促进痰液排出策略，以便能及时清除分泌物、减少阻塞及感染风险；保存好支架置入后标有支架置入信息的支架卡片。

③ 自我保护。尽量避免接触烟草、油烟、空气污染、香水和其他具有芳香味的气体，以免刺激气道，引起咳嗽等症状。

④ 定期复诊。遵照医嘱定期复查，及时观察支架的状态和气道通畅性。

关于复查支气管镜的频率，通常取决于置入支架的类型以及患者的具体病情。通常情况下，支架置入 48 小时后需要第 1 次复查支气管镜，观察支架是否发生移位。如果患者后续情况稳定，一般建议在放置支架后的 1～3 个月进行复查。具体的支架复查计划根据不同原发病有所不同，患者应严格遵医嘱进行随访。

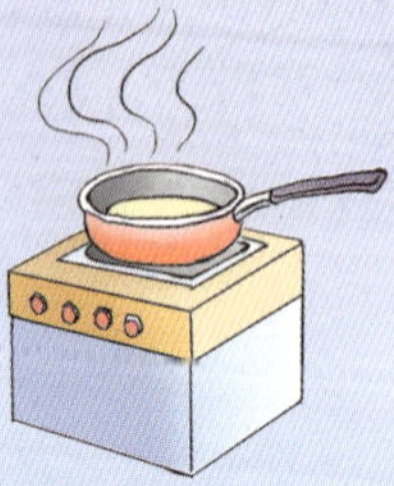
厨房油烟

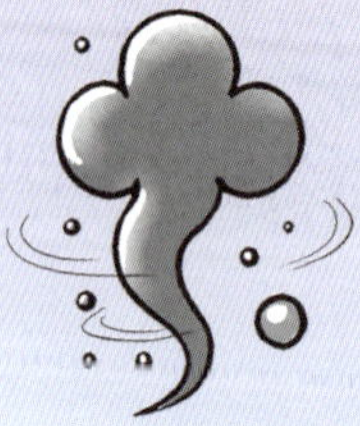
空气风尘

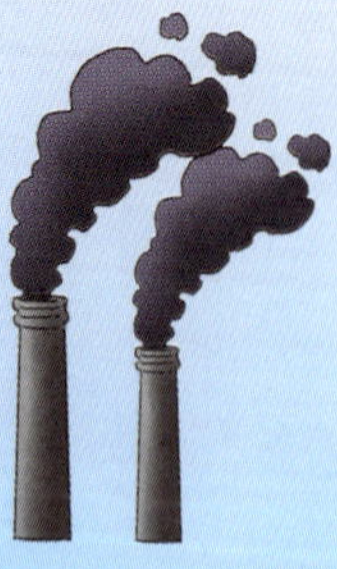
黑烟

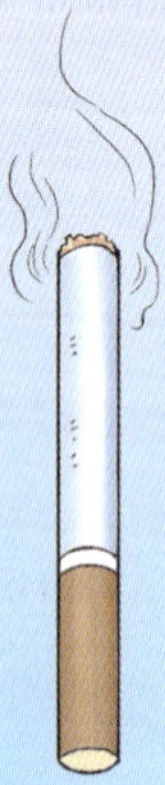
香烟

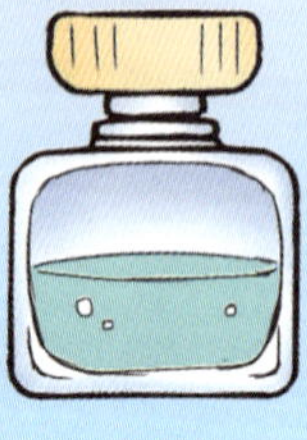
香水

88. 气道狭窄为何不首选支架治疗？支架置入有哪些优缺点？

通常来说，出现气道狭窄并不首选气道支架治疗。

支气管镜介入治疗通常以维持气道通畅为主要治疗目标。对于以增生性狭窄为主的患者，可以采用支气管镜下消融治疗来维持气道管腔的通畅。通过对原发病的规范治疗，联合定期的镜下介入治疗，最终实现维持气道开放的目的。但仍有少部分患者采用上述方法效果不佳，出现气道反复严重狭窄，甚至重度软化、塌陷，严重者伴有呼吸困难，甚至危及生命的并发症。对于这类患者可以考虑置入气道支架。鉴于气道支架长期置入后可能出现的严重并发症，无论是金属支架还是硅酮材质支架，气道支架仍然是气道狭窄必须谨慎采用的治疗手段。

支架置入的优势在于：a. 迅速改善气道通畅。支架可以有效扩张狭窄的气道，缓解呼吸困难，提高患者的生活质量。b. 缓解症状。支架可减少喘息等症状，改善肺功能。c. 非侵入性选择。相较于外科手术，支架置入是一种相对微创的介入治疗。d. 可逆性。支架短期置入后可以根据需要取出。

但随着支架置入体内时间的延长，支架置入的缺点也会随之增多：a. 严重并发症风险。支架置入可能引起气道损伤、支架移位、断裂、出血、感染、再狭窄等并发症。b. 长期管理负担。支架需要长期定期随访和监测，增加了患者的医疗负担。c. 不适感。某些患者可能在支架置入后感到不适或异物感，影响生活质量。

因此，支架置入不能“一劳永逸”，应根据个人病情谨慎使用，个性化治疗、规范化管理才是“最优选择”。

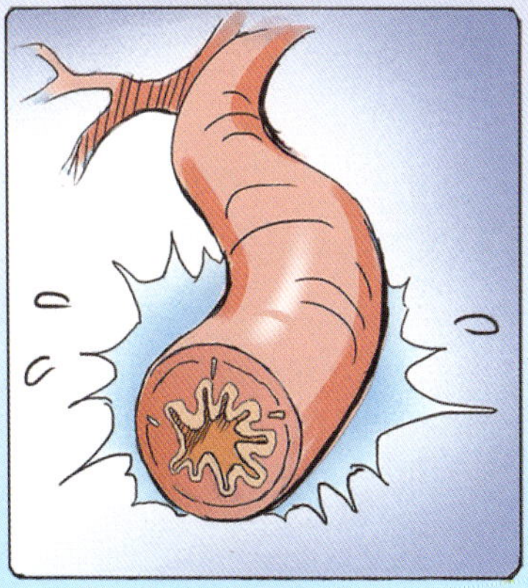

气道狭窄

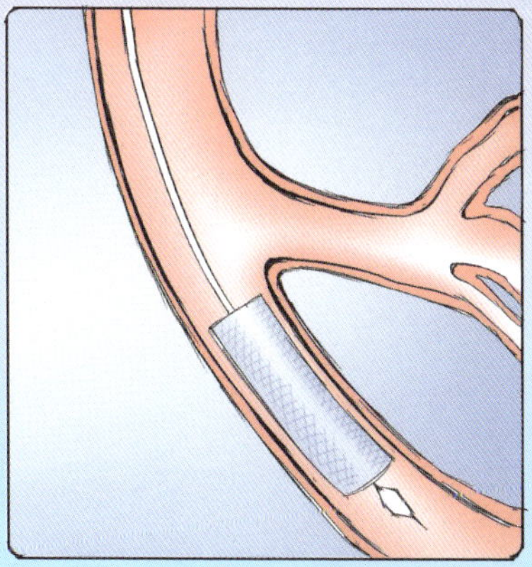

支架置入

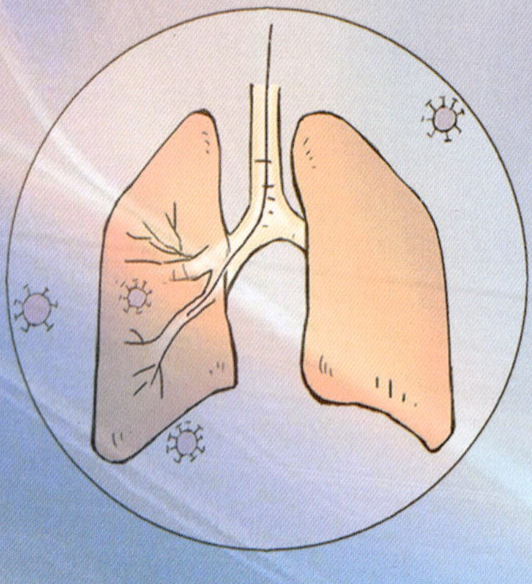

6

第六章

麻醉篇

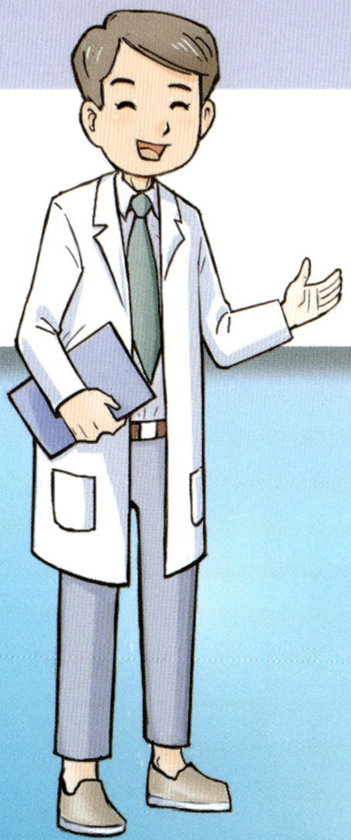

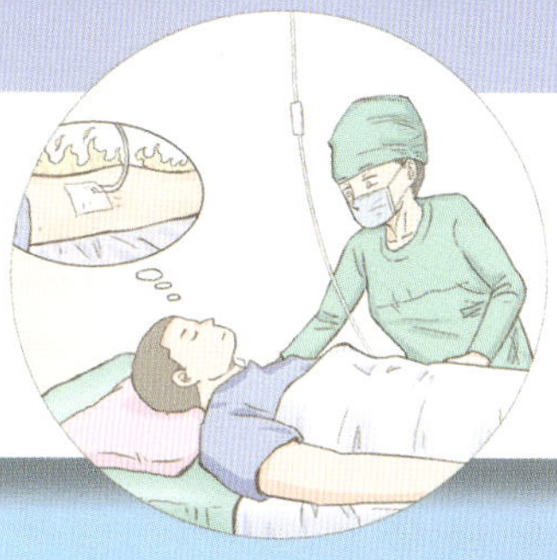

89. 为什么做支气管镜检查前麻醉医生要问许多问题?

在支气管镜检查和治疗的手术前，麻醉医生需要全面评估患者的病情以及身体状况，确保患者能够耐受麻醉，并据此制定详细的麻醉预案，尽量将麻醉及手术风险降至最低。

评估过程中，麻醉医生会详细询问患者的既往手术史、患病史，特别是心脑血管疾病（如高血压）、糖尿病及抑郁症和癫痫等神经相关疾病的情况。同时，还会了解患者平时服用的药物，如降压药（缬沙坦、氨氯地平、卡托普利、美托洛尔、乌拉地尔等），洋地黄类药物，利尿剂（如氢氯噻嗪、氨苯喋啶、螺内酯、呋塞米等），降糖药（如格列苯脲、二甲双胍、阿卡波糖等），镇静抗抑郁药（如地西泮、阿普唑仑、奥氮平、佐匹克隆等），抗血小板和抗凝药（如阿司匹林、氯吡格雷、华法林、利伐沙班、肝素钠等）。

此外，麻醉医生还会询问患者手术前最后一次进食和饮水的时间（需要禁饮 2~4 小时，禁食 6~8 小时），以及患者平时体力活动情况（如能步行多远距离或爬楼能上几层）。同时，还会了解患者睡眠怎么样？是否有打呼噜被憋醒或喘气困难醒来的情况。最近一次脑梗或心梗发作的时间。最近是否有感冒发热、头晕心悸、心慌等症状。当然，患者还需配合麻醉医生查体以及查看相关检查报告。

只有全面了解患者的生活史、手术史、用药史、过敏史以及身体的耐受程度，麻醉医生才能确定哪些药能适合患者使用，用药量应如何控制，从而选择最适合患者并且最安全的麻醉药物和技术，确保患者在整个支气管镜检查的操作过程中既安全又舒适。

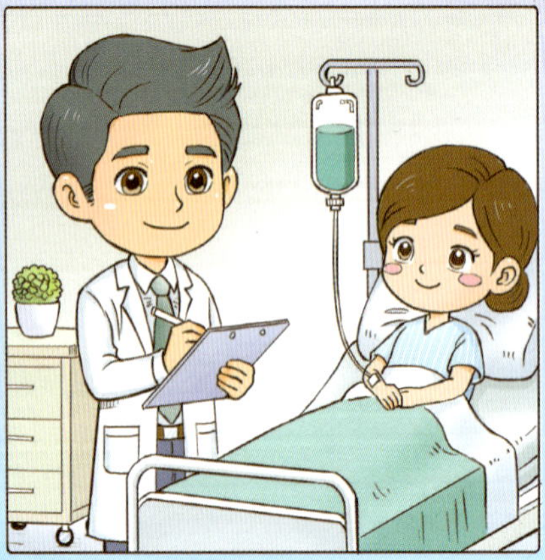

90. 为什么麻醉前患者要禁饮、禁食?

术前禁饮、禁食是麻醉的必需步骤，是麻醉实施前的严格指征。麻醉前应该禁饮 2 ~ 4 小时，禁食 6 ~ 8 小时。

虽然医生深知患者需要长时间空腹等待手术，但这是要保证患者安全的最基本前提。患者在接受麻醉后，吞咽功能会减弱，原本能控制胃里食物反流出来的食管肌肉也会变得松弛。此时，患者平躺在病床上，胃里的东西很容易反流上来。由于患者处于麻醉状态，无法自行控制，反流物很有可能被误吸入气管内。胃内容物往往包括一些酸性的物质（如食物、液体等），这些物质就会损伤患者的支气管和肺部，造成化学性损伤、吸入性肺炎，甚至有些大块的食物残渣可能堵塞患者气道，造成严重窒息，危及生命。

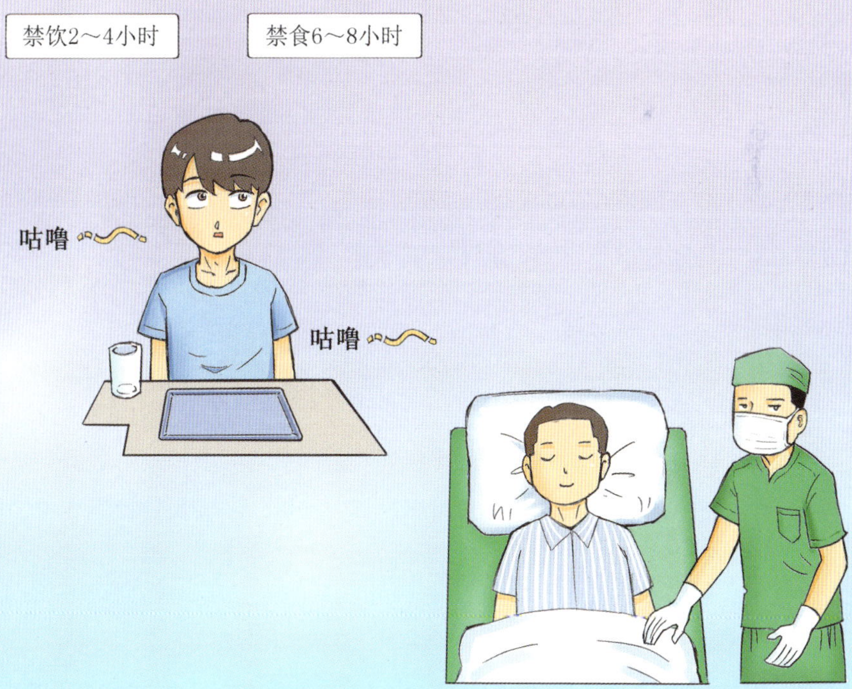

91. 选择无痛支气管镜诊疗还是选择普通支气管镜诊疗?

通常我们所说的无痛支气管镜诊疗，是指麻醉医生应用麻醉药物让患者在整个支气管镜检查和治疗操作过程中痛苦明显减轻的一种诊疗方式。

无痛和普通支气管镜诊疗不仅是患者的选择，同时也需要麻醉和呼吸介入医生的共同评估。如果患者患有许多严重疾病且病情控制不佳，可能无法耐受麻醉。此时，普通支气管镜检查可能是最好的选择。而对于一些操作精细、操作时间长的气管镜诊疗，呼吸介入医生需要麻醉医生提供优良的操作环境，确保操作安全顺利进行。这就需要将患者的身体调理至最佳状态，并经麻醉医生评估后再实施镇静和麻醉。

在无痛支气管镜诊疗中，镇静和麻醉由麻醉医生负责实施，并全程保障患者在操作中的生命安全。术后，由专职的麻醉护士监护患者的生命体征，直至患者完全清醒。

当然，普通气管镜诊疗也不是完全没有"麻醉"，呼吸介入医生会让患者在准备室里通过超声雾化设备吸入局麻药物，操作时也会在患者喉咙里以及气管内喷洒一定浓度和剂量的局麻药物，尽量减轻患者操作中引起的呛咳反应。在整个操作过程中，患者保持清醒，但会有不舒适的体验。如果患者无法坚持，或患者的呛咳和体动影响操作进行，那么镇静和麻醉下的气管镜诊疗才是更好的选择。

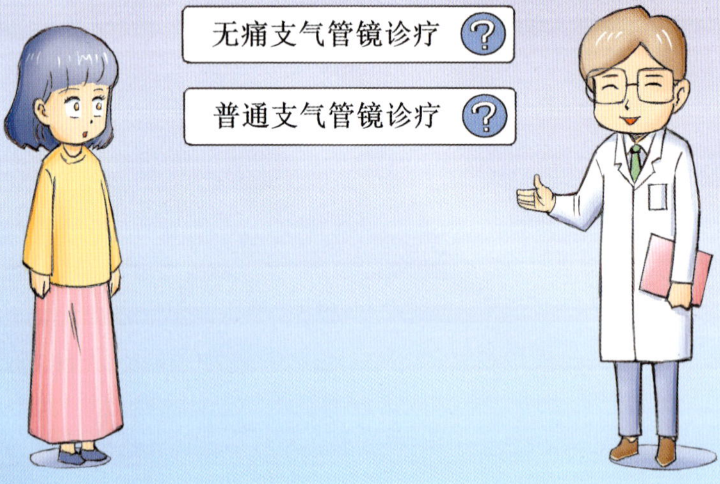

扫码看视频 6　无痛气管镜　让您舒适无忧

92．镇静和麻醉的风险大吗？

气管镜诊疗操作相对外科手术来说创伤性较小，对患者的身体影响较小，尽管镇静和麻醉的风险客观存在，但一个成熟的、专业的麻醉团队能够将此类风险降至最低。

在实施无痛支气管镜检查前，麻醉医生也会仔细询问患者身体情况，并且告知患者和家属在接受麻醉过程中会有什么样的风险。在患者和患者家属充分知晓和理解这些风险后，需要患者签署麻醉知情同意书。麻醉知情同意书中会列举一系列麻醉需要注意的问题。

麻醉并非仅仅是给患者注射麻醉药让其入睡那么简单。患者进入手术室的那一刻，麻醉医生就肩负起保障其安全的重任，负责监测和管理术中的呼吸、血压、心率、血氧饱和度等生命体征。麻醉医生也会预防并处理一些风险，如过敏反应、一过性呼吸暂停、血压下降、反流误吸、气道高反应、喉痉挛水肿、恶心呕吐等。每一次成功的无痛气管镜诊疗，都是医务人员、患者及其家属共同努力的结果。

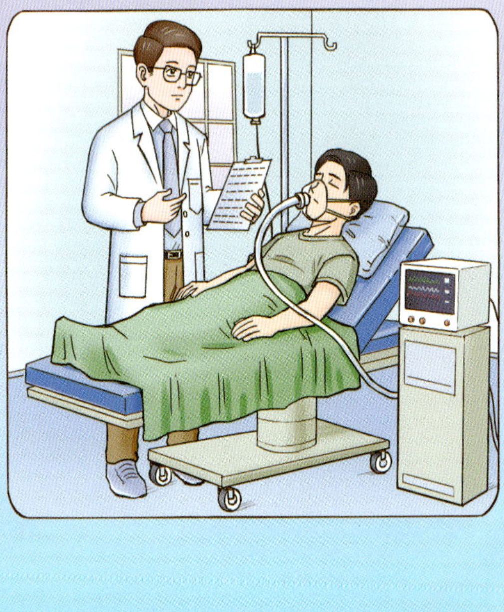

93. 为什么支气管镜诊疗时丙泊芬会引起手臂烧灼痛?

在患者进入支气管镜诊疗室，躺在诊疗床上，静脉针已经插上，操作医生正准备手术时，麻醉医生通常会轻声说“准备睡觉”。此时，一些患者会突然感觉到手臂有灼烧一样的感觉，痛感从手背延伸至手臂。其实，这种烧灼感和痛感是由静脉推注的麻醉药物“丙泊酚”引起的。

丙泊酚是一种常用的静脉麻醉药物，短暂应用虽然有局部的不适，但不会留下后遗症。丙泊酚引起疼痛的机制尚不明确，麻醉医生会采取很多办法来缓解这种一过性疼痛，所以无须过于担心这种疼痛是否难以忍受。

麻醉医生的工作就是竭尽所能，为患者提供最佳的诊疗体验。

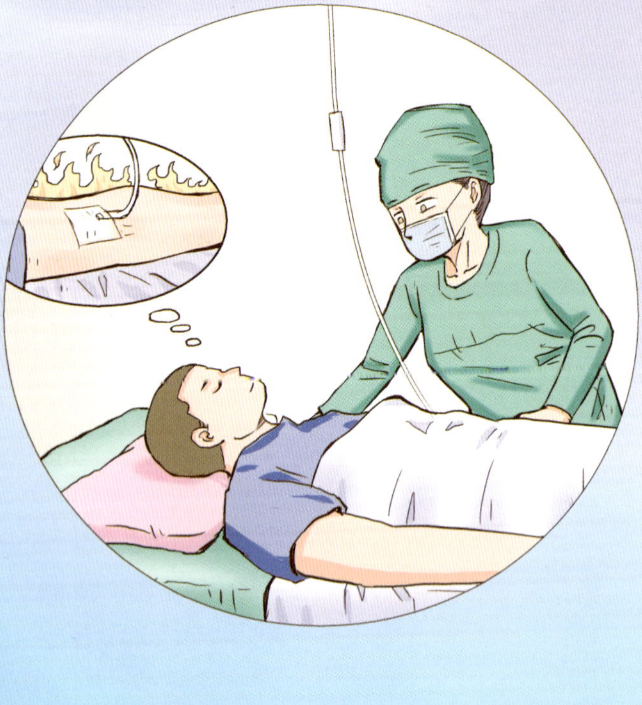

94. 支气管镜检查使用麻醉药物，真的会让大脑“变笨”吗？

随着麻醉学科的不断发展，麻醉科已经建立了规范的技术体系，安全性也得到了有效保障。目前支气管镜诊疗中所使用的静脉麻醉药物都是经过严格筛选，并采用多种药物来实施麻醉，以实现精准、个体化给药。这样不仅可以降低单类药物的用量，有效控制药物的不良反应，还能最大限度地提高麻醉效果，满足操作中的镇静、遗忘、肌松等麻醉要求。因此，规范使用麻醉药物对身体，特别是大脑，是没有损害的。

麻醉会“变笨”的说法是没有科学依据的，可谓无稽之谈。

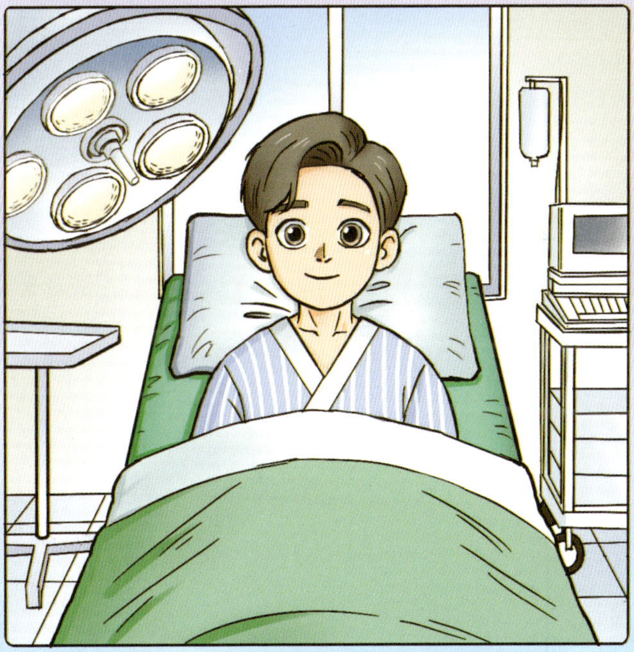

95. 支气管镜检查前，哪些药物需要停用?

药物是治疗疾病的重要手段。但药物之间可能存在相互作用，有的会相互增强，有的则会相互抵消。此外，药物还可能通过影响肌体机能，进而干扰支气管镜的诊断和治疗性操作。因此，在做支气管镜检查前，必须关注患者正在服用的各种药物。

如果患者平时服用治疗高血压的药物，如氯沙坦、缬沙坦、厄贝沙坦、呋塞米、氢氯噻嗪、螺内酯等，可在检查当天停用，因为这类药物在麻醉过程中很容易出现顽固性低血压和电解质紊乱，从而增加诱发心脑血管疾病的风险。

如果患者正在服用复方利血平或包含有利血平的复方药物（如北京降压0号），应在检查前1周停药，以免检查中出现低血压。

如果患者正在服用抗凝血药物，如氯吡格雷、替格瑞洛，需要提前3~5天停用。而阿司匹林和华法林是否停用，应由专科医生评估决定。

对于治疗神经系统疾病的单胺氧化酶抑制剂类药物（如苯乙肼、溴法罗明、托洛沙酮、异唑肼、苯环丙胺等），检查前至少停药2周以上。

因此，患者预约气管镜诊疗时，一定要将自己正在服用的所有药物和用药原因告知支气管镜室医生和麻醉医生。他们会详细地告诉患者哪些药物需要停用，哪些药物可以持续服用至检查当天。

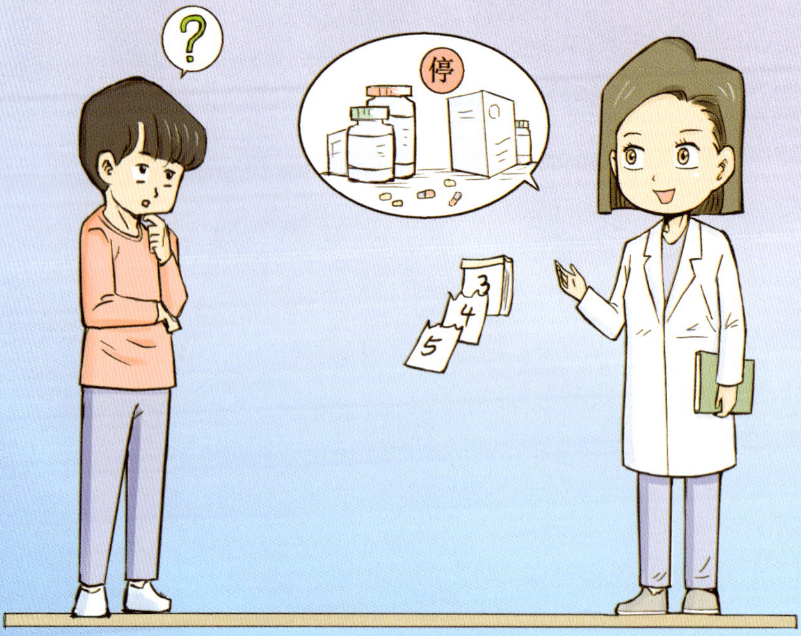

96. 做支气管镜检查时，有哪些情况不能麻醉？

麻醉能够为患者在支气管镜检查中提供更好的舒适感，但患者的安全性始终是医生更要关注的问题。以下几种情况不能进行麻醉：

① 操作前严格禁饮 2 ~ 4 小时，禁食 6 ~ 8 小时，如果患者未按照要求，那么绝对不能进行麻醉。

② 严重高血压（收缩压＞ 180 mmHg，舒张压＞ 110 mmHg）患者也不能麻醉。因为过高的血压在麻醉后可能会剧烈下降，导致体内脏器供血不足，出现相关损害。同时，血压的波动也会使麻醉过程中难以保持生命体征的平稳。

③ 心脏节律有问题，如严重的心律失常，二度Ⅱ型房室传导阻滞、三度房室传导阻滞、病态窦房结综合征、快速房颤、完全性左束支传导阻滞等，以及心脏结构有问题，如心肌桥、心脏瓣膜病、冠心病等，且最近有胸口剧烈疼痛吃药无法缓解、只能卧床休息、晚上睡觉憋醒坐起来呼吸症状的患者，都不能麻醉，应先治疗心脏方面的问题。

④ 肺功能有严重障碍、血氧饱和度极低，以及严重困难气道的患者，接受麻醉后呼吸功能可能会下降，加剧肺功能障碍，甚至需要气管插管治疗。

⑤ 近期发生过脑血栓、脑梗死以及脑出血等疾病的患者。由于脑血管问题复发率极高，麻醉过程中血压波动可能导致疾病复发，引起难以预计的后果。

⑥ 最近有上呼吸道感染症状，如感冒等，导致气管黏膜充血水肿、气道高反应的患者，即使少量的麻醉药物也可能引起严重后果。

⑦ 还有一些其他情况，如糖尿病、肝肾功能障碍、血液电解质紊乱、严重贫血等，都需要麻醉医生全面评估后才能决定是否可以麻醉。

当然，对于急诊或限期诊疗的患者来说，上述这些都是“相对”禁忌证。

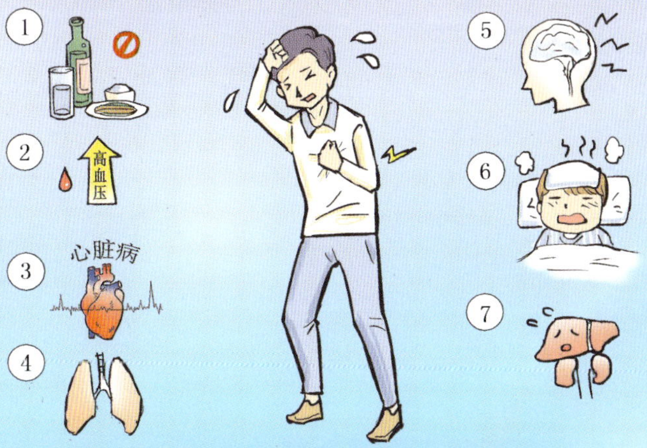

97. 虚报身高、体重会对麻醉有影响吗?

目前是精准医疗时代，特别是在现代麻醉医学中，应用的药物剂量是极为精确的。因此，现在很多医院都是使用靶控药物输注装置，每个人的身高、体重以及年龄都需要输入计算机中，再根据药物代谢模型推算出每个人的麻醉药物用量以及维持速度。如果输入信息有误，那么推算出来的药物剂量和输注速度可能会偏大或偏小，其直接后果就是麻醉药物过量，导致苏醒时间过长，或者麻醉药物不足导致术中突然醒来。为避免这类情况的发生，最安全的做法就是如实告知麻醉医生你的身高、体重等信息。

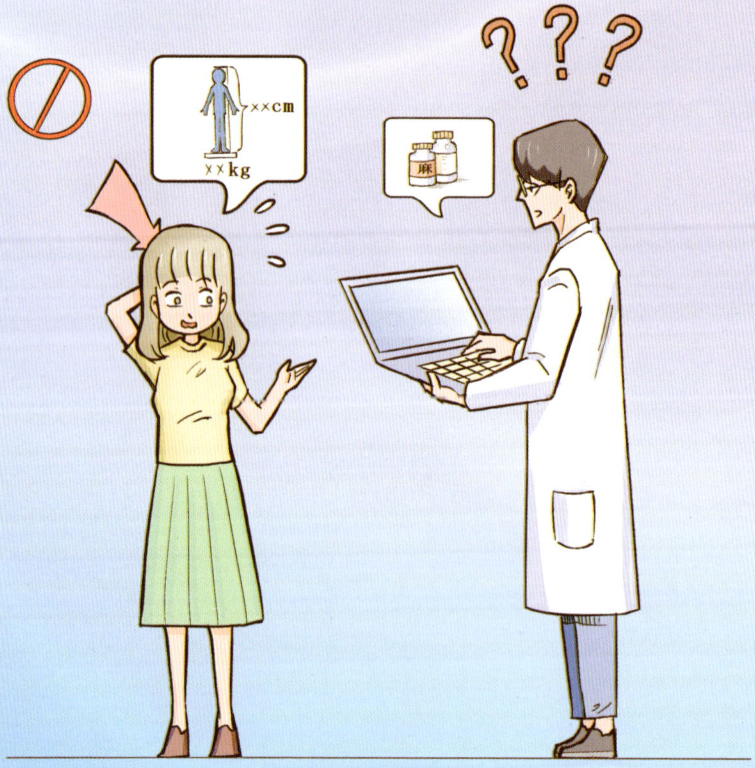

98. 为什么有的人麻醉苏醒要很久?

在完成无痛支气管镜诊断和治疗操作后，患者会被推入苏醒室。在苏醒室里，有的患者从手术间一推出来就睁着眼睛，而有的患者却迷迷糊糊，还打着呼噜，甚至怎么喊都喊不醒。出现这种情况是因为“个体差异”。

我们每个人对药物敏感性、药物代谢速度、身体健康程度、最近的睡眠状况以及麻醉时所用的药量等都有所不同。有的人对麻醉药物敏感，很小的剂量就足以睡着，这种患者药物持续的时间就会比平常人更久一点；有的人身体代谢速度慢，同样的药量可能需要更长的时间从身体排出去，因此，他们醒来的速度也会更慢一些；有的人年纪大，身体机能不如年轻人，反应也有点迟钝，麻醉后也会需要多休息一会才能醒；有的人在病房里因为各种问题睡不好觉，一直处于睡眠不足的状态，所以接受麻醉后，他们自然会多睡一会儿。

总之，这都是在麻醉医生的掌控下，患者及家属不需要太担心。

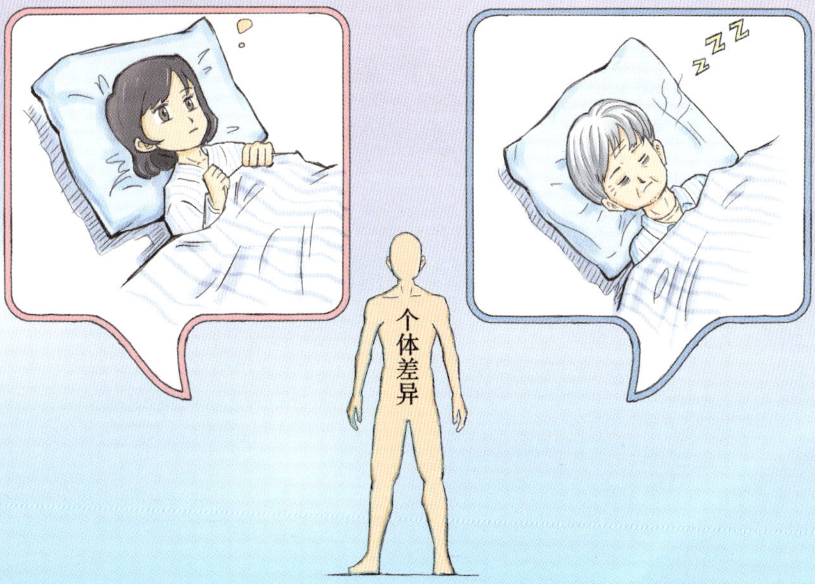

99. 做无痛支气管镜的过程中，患者是否会完全没有知觉？

我们通常所说的无痛支气管镜诊疗，是指麻醉医生应用麻醉药物，使患者在整个支气管镜检查和治疗操作过程中痛苦明显减轻的方法。

在支气管镜诊疗过程中，患者会有紧张、焦虑、恐惧、憋气、疼痛、剧烈呛咳等种种不舒适的感觉，而无痛（或无痛苦）支气管镜诊疗的目的，就是要消除患者所有这些不适感，让患者在没有任何知觉的情况下完成一系列诊疗操作。就像做了个梦一样，醒过来时，检查或治疗已经结束了。

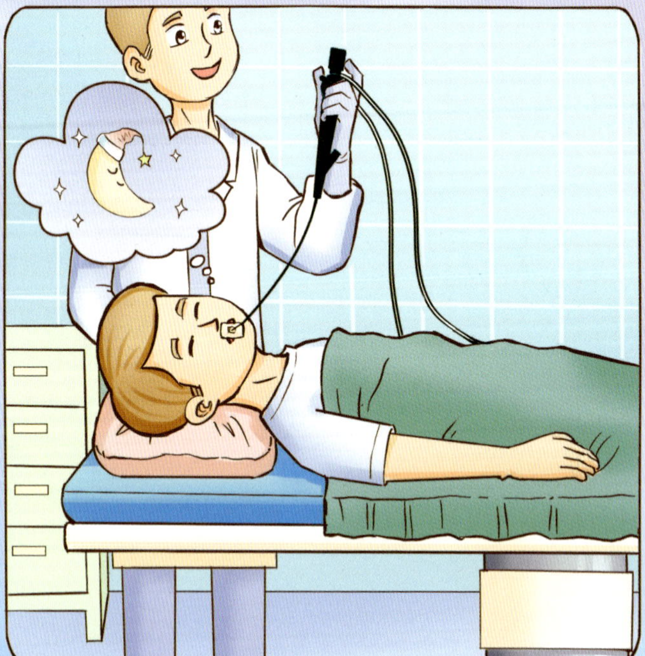

100. 若使用镇静剂，术后有哪些注意事项?

使用镇静药物后会有一些并发症，其中嗜睡和恶心呕吐是最常见的并发症。因此，患者在完成无痛支气管镜检查并苏醒后还应当注意以下几点：

① 当日不可自行驾驶任何机动车或非机动车，如需乘坐机动车应该有家属陪同。

② 当日不可进行高空、高风险、高强度作业。

③ 当日不宜进行精确性高的操作，避免插拔电源插头和开关。

④ 不要立即进食，等待胃肠道反应减弱（如不恶心、不吐了），大约 2 小时可以饮水。饮水后，如果没有出现呛咳和胃肠不适，就可以逐渐恢复进食。

当然，最为重要的是，患者需要家属陪同照看。一旦有特殊情况，应至医院及时就诊。

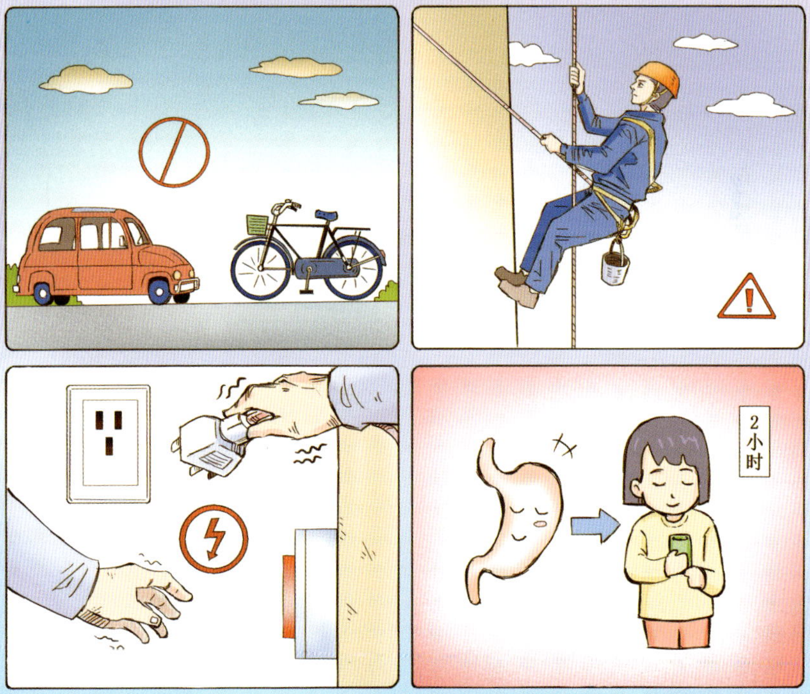

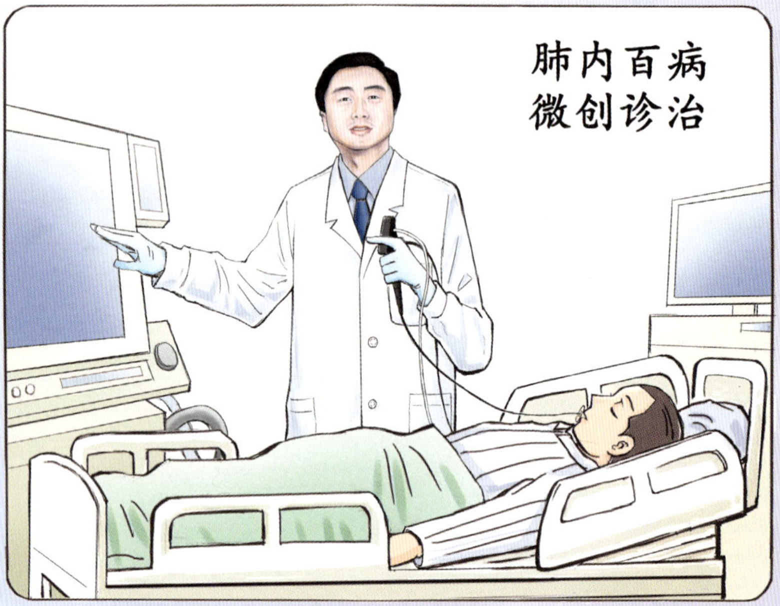

一镜在手
重获康健

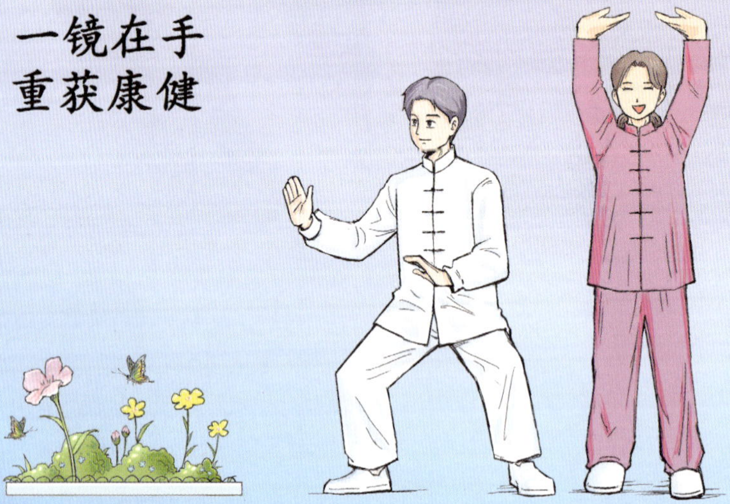